Über
Beurteilung und Behandlung von Kranken

Vorträge

von

Dr. Richard Siebeck
Professor und Direktor
der Medizinischen Poliklinik in Bonn

Berlin
Verlag von Julius Springer
1928

ISBN-13: 978-3-642-98224-8 e-ISBN-13: 978-3-642-99035-9
DOI: 10.1007/978-3-642-99035-9

Vorwort.

Die Vorträge, die in diesem Hefte zusammengestellt sind, habe ich in den letzten Jahren vor Studenten gehalten, um in zwanglosem Kreise und freierer Form über die allgemeinen und prinzipiellen Fragen, die uns alle beschäftigen, mit ihnen zu diskutieren. In unseren Lehrbüchern fehlen die ,,allgemeinen Teile“ meistens; und wenn auch bei jedem klinischen Unterricht und bei der Vorstellung von Kranken schließlich immer wieder von diesen Dingen geredet wird — gerade die Erörterung des Allgemeinen an der Sache selbst ist ja das Wichtigste —, so schien es mir doch notwendig, Richtung und Tendenz des Unterrichtes im Zusammenhange darzustellen und zu besprechen. Gerade heute, wo so viel von den letzten Problemen, von der ganzen Problematik einer Sache geredet wird, und gar oft allzu Mißverständliches, wo Zweifelnden, Unbefriedigten und Dürstenden Surrogate von überaus fraglichem Wert sich allerorten anbieten, muß der klinische Lehrer das Bedürfnis haben, seine Stellung klarzulegen. Und ich glaube aus meinen Erfahrungen schließen zu können, daß die Studierenden, und gerade die Strebsamen unter ihnen, für solche Bemühungen sehr empfänglich und dankbar sind.

Freilich, diese Vorträge drucken zu lassen, habe ich mich nur schwer entschlossen. Wie leicht kann man sagen: all das ist nicht neu, der gute Arzt hat es immer so gemacht usw.; dem Einen ist zu viel gesagt, dem Andern zu wenig. Und gewiß wird auch manche Bemerkung noch einer Revision bedürfen, aber trotz alledem schien es mir richtig, was im Grunde gemeint ist, auch vor einem weiteren Kreise zu vertreten. Vielleicht wird die Absicht am deutlichsten im zweiten Vortrage, wo ich versucht habe, das Verhältnis von Krankheitsdiagnose und Krankenbeurteilung darzustellen. Und wie die Diagnose durch die Beurteilung, so muß die Therapie durch die „Krankenbehandlung“ ergänzt und erweitert werden.

Schließlich handelt es sich immer um das uralte Problem „Medizin und Arzttum“, dem heute leider durch schlagwortartigen Gebrauch der Worte vielfach seine gewaltige und notwendige Spannung genommen wird. Diese Spannung ist unser Schicksal, dies Problem unsere Aufgabe, jeder denkende Arzt hat an ihm zu arbeiten, wie er es vermag.

Was ich zu sagen habe, entspricht weitgehend dem, was ich schon früher in meinem Buche über Nierenkranke auszudrücken versucht habe. Es ist ein Niederschlag gemeinsamer Arbeit in der KREHLschen Klinik, und eine gute Klinik gibt durch das Zusammenleben und Zusammenstreben mehr als die „Lehre einer Schule“. Mit größter Dankbarkeit bin ich mir dessen bewußt, was ich vom Lehrer und von den Freunden habe.

Bonn, im November 1927.

R. SIEBECK.

Inhaltsverzeichnis.

I. Über Richtungen in der heutigen Medizin und ihre Stellung zur ärztlichen Aufgabe.

Medizin ist eine Disziplin, eine Lehre. Auch der deutsche Ausdruck besagt es: Heilkunde, eine Kunde, eine Mitteilung. Was nun hier mitgeteilt und gelehrt werden soll, ist als Aufgabe klar: es ist das Heilen, oder sagen wir bescheidener das Behandeln kranker Menschen. Aber so klar das Ziel, so schwer der Weg. Und gewiß macht auch die beste Lehre noch nicht einen guten Arzt. Ein Arzt braucht viele gute Gaben, doch entbehren kann er das geordnete und geschulte Wissen nicht, sonst ist er in Gefahr, sich in Erfolgen oder Mißerfolgen zu verlieren.

Wie nun die Medizin aus der lebendigen Tätigkeit des Arztes entstanden ist, so ist auch von hier aus die kritische Frage an sie gestellt, ob sie ihrer Aufgabe genüge, denn es ist eine alte Erfahrung — nicht nur in der Medizin —: die Lehre neigt dazu, ihren Ausgangspunkt und ihre eigentliche Aufgabe aus dem Auge zu verlieren und sich selbst zur letzten Hauptsache zu machen. Ganz besonders geschieht das, wenn glänzende, bedeutungsvollste Fortschritte aufzuweisen sind. Man hat allen Grund, diese Erfolge voll und ganz anzuerkennen — aber man darf sich durch sie nicht über die Gefahr hinwegtäuschen lassen, wenn wirklich eine Trennung und Entfremdung zwischen der Lehre und ihrer Aufgabe, zwischen der Medizin und der ärztlichen Arbeit am Kranken entstanden ist. Es wird heute viel über eine solche Entfremdung geklagt, und es fehlt nicht an unerfreulichen Zeichen, die darauf hinweisen: Zunahme des Kurpfuschertums, Widerspruch bedeutender Ärzte gegen die Schulmedizin, der Vorwurf ungenügender und ungeeigneter Ausbildung der Mediziner auf der Universität, Ausschluß erfolgreicher Richtungen vom akademischen Unterrichte — und was alles derart angeführt wird. Wieweit die Klagen berechtigt seien, mag dahingestellt bleiben, in jedem Falle aber erwächst der Schulmedizin die dringende Pflicht, offen und sachlich zu prüfen, wie sie eigentlich zu ihrer Aufgabe steht.

Es liegt mir nicht daran, allgemeine Erwägungen über diese Frage anzustellen, ich möchte vielmehr an einigen Beispielen zeigen, was ich meine. Ich greife ein paar hervorragende Männer heraus, die sich durch ihre Leistungen für die Medizin ausgezeichnet haben. Hören wir von ihnen, wie sie ihre Aufgabe verstanden. Ich wähle absichtlich Vertreter verschiedener Richtungen, weil gerade die Gegensätze bedeutungsvoll sind. Wenn ich drei Vorbilder nebeneinander stelle, so möchte ich damit ihre Größe und ihre Bedeutung nicht vergleichen. Über den Rang der Großen zu diskutieren, ist wenig fruchtbar; wichtig ist uns jeder in seiner Art, aber nicht auf das Gewicht der Person kommt es uns an, sondern wesentlich auf die Richtung, die wir an ihr sehen.

Der Schwierigkeit des Unternehmens bin ich mir wohl bewußt. Nur den einen dieser Männer habe ich einmal flüchtig gesehen, eigentlich habe ich alles nur ihren Schriften entnommen. Und wer kennt nicht den Unterschied zwischen dem gedruckten Wort und der Tat — gerade bei Medizinern! Aber, was sie eigentlich im Prinzip gewollt haben, ihre Tendenz, müssen wir doch dort finden, wo sie sich über allgemeine Fragen ausgesprochen haben. Und wir erstreben nicht eine tote Wiedergabe ihrer Absichten — wir wollen uns mit ihnen unterhalten, wir fragen sie aus, was wir in unserer Lage von ihnen lernen können.

1.

Ich beginne mit Bernhard Naunyn, dem glänzenden deutschen Kliniker. Es liegt um so näher von ihm zu reden, als er am Ende des Sommer-Semesters (1925) im Alter von 85 Jahren, aber in voller Frische, einem raschen Tode erlegen ist. Sein Andenken soll geehrt werden, und auch Sie sollen noch etwas von diesem Altmeister hören. Die Aussprache über sein Wirken hat er sehr erleichtert, denn er hat noch kurz vor seinem Tode seine Erinnerungen, Gedanken und Meinungen veröffentlicht.

Wir betrachten sein Werk, aber wie er selbst in dem Nekrolog auf seinen Lehrer Frerichs uns angewiesen hat: „Was in seinen Werken vorliegt, dies soll man sich mit offenen Augen ansehen, den Blick nicht nur auf die geschriebenen Zeilen, sondern auf den Mann, der sie schrieb, gerichtet[1].“ Nun, wie Naunyn die Medizin verstand, das hat er deutlich genug ausgesprochen: „*Die Heilkunde soll eine angewandte Wissenschaft sein oder werden*“, das ist das Thema seiner Antrittsvorlesung, als er mit 30 Jahren Professur und Klinik in Dorpat übernahm, und dieses Thema ist der rote Faden, der sich durch sein ganzes Leben hindurchzieht; immer wieder sagt er es: „Die Medizin wird eine Wissenschaft sein oder sie wird nicht sein.“ Es kann auch gar kein Zweifel darüber sein, was er unter Wissenschaft verstand: Er spricht von der „Begründung unserer Wissenschaft als Naturwissenschaft“ im Anfange des 19. Jahrhunderts[2]; das hat die Heilkunde groß gemacht: „Ihr Anwachsen zu Disziplinen, die Naturwissenschaften sind, oder doch wenigstens auf naturwissenschaftlichem Boden stehen“[3]. Was vorher war, damals, „als die unselige Naturphilosophie von Schellings, Okens und Steffens Gnaden die deutsche Welt, vor allem die deutsche Medizin beherrschte“, war ihm restlos ein Greuel. Rückhaltlos spottet er über den berühmten Arzt der Wende des 18. und 19. Jahrhunderts, über Hufeland, der „als Vertreter einer im Niedergang begriffenen Zeit“ noch lehrte, „als das Lärmzeichen hereinbrechenden Sturmes, Johannes Müllers Lehrbuch der Physiologie schon erschienen war“.

Naunyn wurzelt durchaus in der mit Johannes Müller anbrechenden Epoche: reine Spekulation wird verabscheut, die Methode der Wissenschaft ist das Experiment. Die große Linie der zu vollstem Glanze sich entwickelnden Naturwissenschaft des 19. Jahrhunderts bestimmt die Richtung seines Lebens und seiner Arbeit.

Er beginnt seine Lehrjahre mit einer rein wissenschaftlichen Ausbildung in der Anatomie bei Reichert. Dort gewannen vor allem die begeisterten Schüler Johannes Müllers Lieberkühn und Wagener den größten Einfluß auf ihn; sie hingen mit allen Fasern ihres Herzens an dem vor kurzem, nur allzu früh verstorbenen Meister. „Müller würde dies gesagt haben, hätte es so gemacht“, so hieß es bei jeder Frage, bei jedem Versuche. Von

[1] Arch. f. exp. Pathol. u. Pharmakol., Bd. 19. H. 3. 1885.

[2] Naunyn: Erinnerungen, Gedanken und Meinungen, S. 371, und Ber. d. Vers. dtsch. Naturf. u. Ärzte 1900, S. 59.

[3] Naturf. Vers. S. 70.

diesem ganz überragenden Geiste war das Laboratorium erfüllt.

Und dann mit 21 Jahren tritt NAUNYN als Amanuensis in die FRERICHSsche Klinik ein und atmet auch dort in vollen Zügen die stolze, frisch lebendige Luft der jungen naturwissenschaftlichen Medizin. „Dieser Lehrer und dieser Schüler!“ (KREHL). Was NAUNYN von FRERICHS und seiner Klinik erzählt, ist von größter Bedeutung, hier hat sein Streben Gestalt gewonnen, was er da gesehen hat, und wie er es gesehen hat, das ist für seine Stellung in der Medizin bestimmend geworden. Anschaulich schildert er das Leben in der äußerlich für unsere Begriffe recht dürftigen Anstalt: die Kranken werden mit allen Mitteln untersucht, die krankhaften Erscheinungen an ihnen genau festgestellt und beobachtet, dann wird die Diagnose gestellt und der Heilplan durchgeführt.

Von FRERICHS rühmt NAUNYN: „Kleinigkeitskrämerei, wie sie den, welcher sich in den Fall vertieft, so leicht stört, war ihm fern. Soweit das Wesentliche im Krankheitsbilde sich als der klare Ausdruck der Störung eines einfachen physiologischen Vorganges darstellte, verstand er es meisterhaft, der Diagnose die physiologische Entwicklung zu geben.“ Damit ist eigentlich alles gesagt. Die krankhaften Erscheinungen als „Störung eines einfachen physiologischen Vorganges“, die standen im Mittelpunkte des Interesses, auf sie war auch die wissenschaftliche Forschung gerichtet; sie zu verstehen, war das brennende Anliegen. An dieser Störung sollte die Krankheit erkannt, durch ihren Ausgleich sollte sie behoben werden. Der „einfache physiologische Vorgang“ wurde gesucht — man erkennt die Parallele zur pathologischen Anatomie, die ganz auf die einfache Organerkrankung eingestellt war. Gerade die beschränkte Einstellung auf das einzelne Organ, auf den einzelnen Vorgang trug in jener Zeit die reichsten Früchte. Und das bestimmt auch die medizinische, die ärztliche Haltung: Keine Kleinigskeitskrämerei, keine Vertiefung in den Fall. Das darf aber ja nicht falsch als Oberflächlichkeit verstanden werden, davon kann keine Rede sein. Doch man „hält sich durchaus an die wesentliche Erscheinung des Falles“. Man sollte und wollte sich nicht einlassen auf Kleinliches, auf Nebensächliches, und nebensächlich ist, was nicht der mehr oder weniger klare Ausdruck der Störung eines einfachen physiologischen Vorganges ist. Also vor allem, das sagt NAUNYN einmal ausdrücklich: man hat sich für das Persönliche des Kranken, das doch nur von der Hauptsache ablenkt, durchaus nicht interessiert; der Kranke ist eben nur der Träger krankhafter Erscheinungen.

Wir müssen das zunächst einfach feststellen, und wenn wir heute eine andere ärztliche Einstellung und Haltung erstreben, so sollen wir uns doch hüten vor vorschnellem Urteil. Jedenfalls war mit dieser nüchternen Sachlichkeit ein unermüdlicher Eifer und die größte Gewissenhaftigkeit den Kranken gegenüber verbunden, daran ist nicht der leiseste Zweifel möglich, und darin können wir gar nicht genug von NAUNYN und seinen Freunden lernen. „Kleinigkeitskrämerei" ist wirklich eine gefährliche Sache. Wenn man heute — gewiß mit Recht — Wert darauf legt, sich in den einzelnen Fall, in die Persönlichkeit des Kranken zu vertiefen, so möge man doch aufpassen und dabei ebenso sachlich und gewissenhaft verfahren, wie jene in ihrem großen Verantwortungsgefühl es taten!

Und dann der leidenschaftliche, siegesgewisse Forscherdrang. Man lebte im gewaltigsten Fortschritte der Wissenschaft. Von der FRERICHSschen Klinik hat NAUNYN die großen Themen seiner Lebensarbeit übernommen: Stoffwechsel, Diabetes und Leber vor allem. Freilich hat er alle diese Gebiete völlig selbständig bearbeitet, und mit welchem Erfolge! Ich greife nur eines heraus: den Diabetes. Die beiden großen Tragpfeiler unserer heutigen Diabetesbehandlung, die Diätetik und das Insulin haben ihr Fundament in NAUNYNS Klinik. NAUNYN hat schon lange gelehrt: außer Einschränkung der Kohlehydrate wenig Eiweiß, wesentlich Fett — nicht zu viel Kalorien. PETRÈN, aber auch ALLEN und JOSLIN, sind seine Nachfolger. In seiner Klinik wurde der Pankreasdiabetes entdeckt, von ihm und seinen Schülern die Vorstellung eines Pankreashormons entwickelt, das dann durch die kanadischen Forscher gefunden und nutzbar gemacht werden konnte. Welche Bedeutung haben diese Entdeckungen für die ärztliche Aufgabe, welche Hilfe für ungezählte Kranke ist durch sie ermöglicht! Das ist reichste Frucht der naturwissenschaftlichen Medizin.

Kein Zweifel, in dieser Forschung liegt NAUNYNS Größe, hier hat er Schule gemacht, ich nenne nur: VON MERING und MINKOWSKI, STADELMANN, MAGNUS-LEVY, DIETRICH GERHARDT und WEINTRAUD und ferner PETRÈN in Lund und JOSLIN in Boston.

Ich habe erwähnt, daß NAUNYN immer von einfachen krankhaften Vorgängen ausgegangen ist; das war sein Anliegen, aber er weiß auch von etwas anderem; von LEYDEN rühmt er: „Sein Thema war der kranke Mensch[1]". Er hat da offenbar einen gewissen Unterschied von seiner eigenen Arbeit empfunden, der uns deutlich wird, wenn wir etwa darauf sehen, wie LEYDEN durch große, umfassende Beobachtung von ein paar Kranken die Grundlagen der Pathologie der Schrumpfnieren geschaffen hat. NAUNYN sucht an einer Stelle tiefgründig das Wesen der krankhaften Erscheinung, LEYDEN betrachtet das Leben eines Kranken über lange Zeit hin. LEYDEN gründet eine Zeitschrift für klinische Medizin, NAUNYN ein Archiv für experimentelle Pathologie und Pharmakologie oder, wie er es eigentlich nennen möchte, für experimentelle Arbeiten in Kliniken. NAUNYN betont freilich stets, daß er vom Krankensaal ausgehe, aber die Stätte seiner wissenschaftlichen Arbeiten ist das Laboratorium. Ihm schwebte vor: Untersuchung der Krankheit mit den Methoden der experimentellen Naturforschung, der Versuch am Krankenbett, wobei er allerdings „dem Experiment am kranken Menschen mit allerhand gewagten Mitteln und Encheiresen" auf das allerentschiedenste entgegengetreten ist. Auch hier möge seine große Gewissenhaftigkeit allen Nachfolgern zum Beispiel dienen!

NAUNYN hat auch Sinn für gute Casuistik; offenbar hat „der größte Casuistiker", CHARCOT, großen Eindruck auf ihn gemacht. Er interessiert sich für „kindliche Imaginationsneurosen", findet bei fahnenflüchtigen Soldaten psychotische Krankheitszustände; er hat Hysterische isoliert und gehen und essen gelehrt — aber all das nur nebenbei. „Ich habe mich," sagt er, „in dies Thema nicht vertieft, dazu lagen mir doch meine anderen Themen, die mir sichere wissenschaftliche Resultate boten, zu sehr am Herzen."

Wenn auch NAUNYNS Leidenschaft die Forschung ist und seine Bedeutung in seinen wissenschaftlichen Leistungen liegt, so wäre es doch ganz falsch, anzunehmen, daß er deshalb nicht mit ganzer Seele Arzt gewesen wäre — freilich Arzt in seiner Art. Als er die

---

[1] 20. Kongreß f. inn. Med. 1902, Verh. S. 15ff.

Schule verließ, stand sein Entschluß, Arzt zu werden, schon lange fest. Was ihn dazu bestimmte, vermag er nicht recht zu sagen. „Mitgewirkt hat die Vorstellung, daß die Tätigkeit des Arztes eine unabhängige und dem Wohle des Menschen geweihte sei; die hohe Stellung, die der Hausarzt bei uns genoß, spielte keine kleine Rolle.“ Danach stand jedenfalls die Neigung zum ärztlichen Berufe im Vordergrund, die Begeisterung für die Naturwissenschaft hat ihn erst während des Studiums mehr und mehr ergriffen.

Von seiner Auffassung der klinischen Medizin habe ich schon gesprochen. Aber auch wie die praktische Tätigkeit sich entwickelte, ist wichtig. NAUNYN wurde Kliniker, er ist durch und durch Kliniker. Der Kliniker sieht die Kranken mit dem Assistenten, der Consiliarius mit dem behandelnden Arzt — in jedem Falle steht ein Arzt zwischen dem Kliniker und dem Kranken. Und dann die Sprechstunden des Klinikers: NAUNYN erzählt, daß er — vor allem in Königsberg — oft 20 neue Kranke in der Sprechstunde hatte. Sie begann um 4 Uhr nachmittags, und wenn sie auch noch so lange ausgedehnt wurde, sehr viel Zeit blieb nicht für den einzelnen. Die große Sprechstunde des Klinikers hat aber noch einen anderen Nachteil; viele Kranke sieht man nur einmal, man berät sie, schickt sie irgend wohin, und von dem weiteren Verlaufe erfährt man oft nichts. Es wird wohl nicht selten einmal etwas gefunden, was vorher nicht gefunden war, eine richtige Diagnose gestellt, die noch nicht gestellt war. Das mag wichtig sein, gewiß, aber jeder, der die Verhältnisse kennt, wird zugeben, daß dies nicht gerade die befriedigendste Art ärztlicher Tätigkeit ist. In seinem späteren Leben, in Straßburg, hat sich NAUNYN mehr und mehr zurückgezogen von der großen Praxis, auf die er wohl nie besonderen Wert gelegt hatte.

In der Schilderung von NAUNYNs ärztlichem Leben finden wir aber eine höchst beachtenswerte Szene, ein intimes, überaus feines Bild. Von Königsberg aus hatte NAUNYN sich in der Rominteschen Heide ein Jagdhäuschen eingerichtet. (An der gleichen Stelle wurde später, wie er erzählt, das kaiserliche Jagdschloß erbaut!) Wenn NAUNYN in den Ferien dort in Theerbude war, so hielt er immer Mittwochs allgemeine Sprechstunde — natürlich unentgeltlich. Jeder konnte zu ihm kommen, um seinen ärztlichen Rat einzuholen. Wenn man die Erzählung von dem geliebten Häuschen in Theerbude und der Sprechstunde dort liest, so bekommt man einen ganz warmen Eindruck von seiner ärztlichen Neigung. Hier in den Ferien, fern von Klinik und Laboratorium, hier war er nur Arzt, hier konnte er es sein.

In der Klinik kam es NAUNYN — das betont er immer wieder — vor allem auf die wissenschaftliche Grundlage an, angewandte Wissenschaft. Vom Künstlertum des Arztes wollte NAUNYN nichts wissen. Die erste Aufgabe ist die Diagnose. Freilich meint NAUNYN: „Falsch wäre es, zu glauben, daß der Arzt, wenn er die Diagnose stellt, damit immer auch über die Krankheit klar ist." — So weit ist die Wissenschaft noch nicht.

„Zu denen, die auf offenem Markte beten, wir Ärzte sind zum Heilen und nur zum Heilen da", gehörte NAUNYN nicht. „Daß wir zum Heilen da sind, ist unter Ärzten selbstverständlich, und von selbstverständlichen Dingen soll man nicht zu viel reden."

Auch die Therapie soll Wissenschaft sein. Wegen seiner Verdienste um die Bäderbehandlung des Typhus preist er LIEBERMEISTER als einen der „Begründer der modernen Wissenschaft der Therapie". Freilich, wenn wir an die Bäderbehandlung des Typhus und an ihre Geschichte denken, so werden wir etwas mißtrauisch gegen diese Wissenschaft.

NAUNYN sah die Zukunft der Medizin im Spezialistentum. Nur im Spezialistentum ist die volle Entfaltung wissenschaftlicher Methoden der Diagnostik und der Therapie möglich. „Die Ärzte werden künftig teils Nothelfer, teils Spezialisten sein[1]." In alledem liegt eine ganz klare Richtung: die Medizin ist Naturwissenschaft — oder sie ist nicht. Dieser Grundsatz ist auch für die ärztliche Tätigkeit durchaus bestimmend.

Versuchen wir nun schließlich uns den Mann anzusehen, der hinter diesem Werk und Wirken stand — mit der Vorsicht und der Ehrfurcht, die er selbst seinem großen Lehrer FRERICHS gegenüber bezeugte —, da „so komplizierte Charaktere, wie sie hochbegabte Persönlichkeiten zu besitzen pflegen, schwer und selten klarzulegen sind[2]".

---

[1] Ärzte u. Laien Dtsch. Revue, 30. Jg. 1 S. 185 u. 343, 1905.
[2] Arch. f. exp. Pathol. u. Pharmkol., Bd. 19.

Daß NAUNYN der bedeutendste Kliniker seiner Epoche war, ist wohl unbestritten. Er war ein Naturforscher großen Stils, mit leidenschaftlichem Forscherdrang, mit brennender Fortschrittsbegeisterung — voll von jenem Enthusiasmus, „von dem Kant sagt, er sei die Eigenschaft des menschlichen Geistes, ohne welche nie irgendwo etwas Großes geleistet ward" —, so führt es NAUNYN an.

Daß er aber auch ärztliche Qualitäten besaß, ist gar nicht zu bestreiten: die große Gewissenhaftigkeit, ein aufrichtiges Gefühl für Verpflichtung und Verantwortung; dann helle Klarheit, Zielsicherheit, die Fähigkeit, rasch das Wesentliche zu erfassen und das zu verfolgen. — Nicht zuletzt möchte ich das gute Gedächtnis anführen, das für einen Arzt ungeheuer wichtig ist. Er erzählt, daß er einen Kranken, den er nur einmal gesehen, nach acht Jahren wiedererkannt habe. Wer wird ihn nicht darum beneiden!

NAUNYN konnte zweifellos auch tiefes Verständnis für Menschen haben. Man lese einmal nach, wie er die schwierigen und dunklen Seiten in FRERICHS' Leben zu verstehen sucht! „Wer selbst weniger empfindlich ist, wird es nie verstehen, wie leicht bei manchen Menschen jener Glaube an die eigene Individualität, an die eigene Mission, wie man sagt, gründlich erschüttert wird, ohne welchen Glauben nie ein Mensch etwas Bedeutendes geleistet hat[1]." — Kein Zweifel, NAUNYN verstand es! Er sah, „daß sehr im Gegensatze zur Außenseite — die innerliche Sicherheit und der auf ihr beruhende wahre Gleichmut FRERICHS nur in geringem Grade eigen war[1]"; und wer das im Verborgenen sieht, der kennt etwas von der inneren Not, auch wenn die stolze Sicherheit eines NAUNYN ihm eigen ist. Wie in NAUNYN die gewaltige Kraft durch manch ernste Erkrankung und auch durch eine gewisse Hypochondrie bedroht und beschränkt wurde, so auch seine Siegesgewißheit durch manchen Kampf.

Die Wurzel seines Arztseins sieht NAUNYN in der — Humanität. Dies Wort ist bezeichnend. FRIEDRICH DER GROSSE und KANT sind, wie KREHL erzählt, die Sterne, zu denen er aufblickt. Er steht ganz in der Aufklärung und — auch politisch — im Liberalismus. Fortschrittsgläubig ist er durch und durch — das ist ihm das Letzte. Man neigt heute dazu, dieser Epoche der

[1] Arch. f. exp. Pathol. u. Pharmakol., Bd. 19.

Naturwissenschaft den Vorwurf des Materialismus zu machen. Man sei vorsichtig mit dem Vorwurfe! Man denke nicht nur an die glänzenden Ergebnisse, man muß sich auch klar sein über die dauernde Bedeutung materialistischer und mechanistischer Methoden in der Naturforschung. Aber eines darf wohl gesagt werden: es ist eine restlose Diesseitigkeit, die für diese Haltung bezeichnend ist. Die Vernunft, unsere Vernunft ist der Maßstab aller Dinge. Humanität und Fortschrittsgläubigkeit — aber durch Zweifel an unseren kulturellen Gütern, durch Enttäuschung über die Segnungen des Fortschrittes und durch die Frage, die an alles Menschliche gerichtet ist, wurde man in jener Zeit wenig erschüttert.

Das ist die naturwissenschaftliche Epoche. Aber freilich die Wissenschaft soll nicht Dogmatismus und Doktrinarismus sein; „ihr Leben — sagt NAUNYN — ist die Kritik, und diese bedingt Wandel und Wechsel an allen Stellen".

2.

Ich zeige Ihnen ein ganz anderes Bild. In England, dem Lande der Puritaner, ist man immer etwas mehr auf das unmittelbar Praktische und Nützliche eingestellt, so auch der bedeutende Arzt und Forscher, von dem ich nun reden möchte, JAMES MACKENZIE. Er steht uns lange nicht so nahe wie NAUNYN, der auch heute auf uns durch viele Kanäle einen ungeheuren Einfluß ausübt. Von MACKENZIE wissen wir viel weniger, auch wenn wir seine Werke kennen. In Deutschland wurde MACKENZIE bekannt vor allem durch seine Bücher über Herzkrankheiten und über die Krankheitszeichen und ihre Auslegung. Sehr beachtenswert ist außerdem ein kleines Buch, das 1919 erschienen ist und deshalb wohl bei uns kaum gelesen wurde: The future of medicine, Die Zukunft der Medizin. Das sind die Quellen, die ich vor allem verwertet habe.

Wie NAUNYNS gefeierter Vorgänger in Straßburg, KUSSMAUL, ging auch MACKENZIE von der ärztlichen Praxis aus. Praktischer Arzt in einer kleinen, englischen Stadt, begann er seine Untersuchungen und Entdeckungen über Pulsunregelmäßigkeit, über subjektive Krankheitssymptome und über die Wirkung der Digitalis. Er untersuchte seine Kranken mit ganz einfachen Mitteln, ohne Laboratorium, ohne Klinik, aber er beobachtete sie mit größter Sorgfalt, und vor allem, er beobachtete sie über lange Zeit hin, so wie es dem Kliniker und Consiliarius kaum möglich ist. Wenn man MACKENZIEs Auffassung von der Medizin und seine ärztliche Haltung kennenlernen will, so lese man etwa das Kapitel über Angina Pectoris in seinem Herzbuche. Eine Fülle feiner Beobachtungen und kluger Erkenntnisse. Der Hauptwert für Diagnose und Prognose, für die Beurteilung des Kranken wird auf die Anamnese gelegt. Aber was versteht MACKENZIE unter Anamnese! Nicht nur die obligaten Angaben über Familie, Kinderkrankheiten, Alkohol, Tabak und venerische Infektion, schließlich über Beginn und Verlauf der jetzigen Krankheit, nein, eingehend sollen das Befinden des Kranken, seine Leistungsfähigkeit, seine Lebensumstände und Lebensmöglichkeiten erfaßt werden.

MACKENZIE interessierte sich besonders für die Bedeutung der „frühen Krankheitssymptome", die er als einfacher praktischer Arzt zu sehen Gelegenheit hatte. Die zukünftige Aufgabe der Medizin wird darin bestehen, Krankheiten zu verhüten in den frühen Stadien zu erkennen und zu heilen. In den frühen Stadien, wo nur „funktionelle Symptome", Funktionsstörungen irgendwelcher Art bestehen, sind Krankheiten heilbar, in den späteren, mit „strukturellen Symptomen", mit organischen Veränderungen nicht mehr. Die Schulmedizin ist aber von den letzten Stadien, von dem Organbefunde bei der Sektion, von der pathologischen Anatomie ausgegangen. Und auch in Kliniken, in denen die Schulmedizin gemacht wird und die Studenten gelehrt werden, sieht man meist nur die späten Stadien mit ausgesprochenen Organerkrankungen. Die früheren Stadien, in denen die Kranken zunächst nur unbestimmte Beschwerden haben und die Krankenhäuser nicht aufsuchen, sieht nur *der allgemeine Praktiker.* Der Praktiker muß deshalb für Forschung und Unterricht herangezogen werden, seine Einstellung, sein Gesichtskreis, seine Beobachtungen, die freilich nach MACKENZIE mit großer Sorgfalt und viel Zeit gesammelt werden müssen, sind für den Fortschritt der Medizin unentbehrlich[1].

Damit aber der Arzt, der Praktiker an der Medizin, wirklich mitarbeiten kann, muß diese „vereinfacht" werden. „*The simpli-*

---

[1] Vgl. The future of Medicine, 1919.

fication of medicine" heißt ein wichtiges Kapitel des angeführten Buches. Wie ist diese Vereinfachung möglich? Vor allem kein Laboratorium, keine Apparate, die doch nur den Arzt vom kranken Menschen ablenken. Voll Spott führt MACKENZIE einen amerikanischen Artikel über die notwendige Ausbildung des jungen Mediziners an: das wörtliche Zitat nimmt mehr als vier Seiten ein, und da wimmelt es „von einer ganzen Serie spezieller instrumenteller Untersuchungsmethoden", die der Student sich aneignen muß. Es beginnt mit dem Röntgenapparat, dann folgen bakteriologische und immunbiologische Methoden, über Agglutinine, Bakteriolysine, Hämolysine, Präcipitine und Ergine, es folgt Rhinoskopie, Pharyngoskopie, Bronchoskopie usw., ferner Sphygmographie, Cardiographie, Phonocardiographie, Elektrocardiographie und viele andere, Urethroskopie, Cystoskopie, Pyelographie, Stoffwechselapparate, direkte und indirekte Kalorimetrie — all das ist nur eine kleine Auslese. Es wird einem wirklich bange um die Studenten, die das erlernen, und vor allem um die Kranken, die all das erleiden sollen. Freilich geht nun MACKENZIE in der Ablehnung der instrumentellen Untersuchungsmethoden sehr weit, und wer auch seiner Tendenz unbedingt zustimmt, wird ihm nicht überall folgen können.

Mit dem Kampfe gegen Apparate und Laboratorien verbindet MACKENZIE den gegen die zunehmende Spezialisierung der Medizin. Bald wird niemand mehr den ganzen kranken Menschen sehen, jeder erhascht nur ein Organ oder die Ergebnisse irgendeiner schwierigen Methode, und die Medizin entfernt sich immer mehr von der wahren ärztlichen Aufgabe. NAUNYN rühmt das Spezialistentum, weil es die Wissenschaft fördere, MACKENZIE verurteilt es als durchaus unärztlich. Dem Bedenken MACKENZIES kann man nur voll und ganz zustimmen, aber allerdings ist damit die Aufgabe, die aus der heutigen Situation sich ergibt, noch nicht gelöst. Man kann es heute eben wirklich nicht mehr verantworten, einen Magenkranken ohne Röntgenapparat und manche Nierenerkrankungen ohne die Technik der Urologie zu beurteilen. Das wäre ein Mangel an Sachlichkeit, den der Kranke unter Umständen schwer zu büßen hätte.

Um MACKENZIE näher kennenzulernen, wollen wir nun einen Blick auf seine wissenschaftliche Forschung werfen. MACKENZIE ist immer in erster Linie Arzt. Die ärztliche Aufgabe ist bestimmend für seine Wissenschaft, und zwar wirklich nach praktischen Gesichtspunkten. Er beklagt es, daß die Medizin in der Wissenschaft nicht die ihr gebührende Stellung einnehme. „Anstatt in der wissenschaftlichen Entwicklung vorauszugehen und verwandten Fächern Führerin zu sein, begnügt sie sich allzuoft, jenen verzagt zu folgen oder einer eigenen falschen Richtung anzuhängen[1].“ Die Medizin, so lesen wir da, entnimmt ihre Methoden und ihre Probleme anderen Wissenschaften statt ihrer eigentlichen Aufgabe, sie folgt anderen Disziplinen, statt diese für ihre Ziele zu benutzen.

Als Arzt empfand MACKENZIE schmerzlich den Mangel an Kenntnissen über die krankhaften Symptome und über ihre Bedeutung für den einzelnen Kranken, für dessen allgemeinen Gesundheitszustand, für sein Schicksal. Hier setzt seine Forschung ein. Er ist nicht Naturforscher, dessen Gebiet die Klinik ist, sondern Arzt, der die Wissenschaft zu benutzen bemüht ist. Die Kenntnis, die er als Arzt braucht und sucht, die kann aber nur der erwerben, „der den Kranken im Sturm und in der Not des Lebens zu beobachten Gelegenheit hat“. Es geht ihm um die „Prognose“, um die Beurteilung des Kranken im weitesten Sinne. „Die Schicksalsfrage ist für den Arzt von höchster Wichtigkeit“. In diesem Sinne untersucht er auch die Krankenbehandlung und ihre Erfolge, er beobachtet „die Wirkung der Heilmittel“, aber auch „die Lebensführung der Menschen mit schwacher Gesundheit“, „die passende Verwendung der Leute mit chronischen Krankheiten und die Gestaltung ihrer täglichen Lebensführung“.

Aus dem Interesse für die Frühsymptome kam das für die „subjektiven Krankheitszeichen“, die Beschwerden des Kranken, für den Schmerz vor allem, der „nicht nur die wichtigste Beschwerde, sondern auch das lehrreichste diagnostische Zeichen“ ist. Um hier zu lernen, muß man aber genau und völlig unbefangen beobachten. Man darf nicht sagen: die Leber ist druckempfindlich, denn man weiß nicht, ob der Schmerz durch Druck auf die Leber oder durch den auf Haut, Muskel und Bindegewebe entsteht. MACKENZIE führt folgende Beobachtung an: ein Kran-

---

[1] MACKENZIE: Krankheitszeichen und ihre Auslegung, deutsch von E. MÜLLER, 5. A. S. 1. Leipzig 1923.

ker mit Magengeschwür gab — wie so oft — eine umschriebene Stelle des Bauches als druckempfindlich an. Ließ er den Kranken tief atmen, so bewegte sich der Magen mit dem Geschwür, die Druckempfindlichkeit blieb aber unverändert an der gleichen Stelle. Aus solchen Beobachtungen entwickelte MACKENZIE seine Lehre von den „Reflexsymptomen": die Schmerzen entstehen nicht im Magen oder in der Leber, sondern — durch einen Reflex — in Haut, Muskeln und Bindegewebe. Ähnlich wie diese „viscerosensorischen" Reflexe kommen die „visceromotorischen" zustande, die zu einer Kontraktur bestimmter Muskeln, etwa zu Bauchdeckenspannung führen. Ich gehe auf die Einzelheiten nicht ein, es kommt hier nur auf den Ausgang und die Richtung an.

Das Urteil über MACKENZIES Vorstellungen ist geteilt, sie enthalten zweifellos Richtiges, aber sie sind doch zu einseitig entwickelt. Er weiß es zwar, daß die Schmerzen vom „Temperament" des Kranken abhängen, und daß gewisse Temperamente, vor allem das neurotische, eine „Steigerung der Reflexsymptome" bewirken, aber wenn man seine Ausführungen, besonders über die HAEDschen Zonen, liest, kann man sich des Eindruckes nicht erwehren, daß er mancher Täuschung zum Opfer gefallen ist. Wie CHARCOT, so hat auch er gewiß nicht so selten die Symptome, die er fand, erst erzeugt. Er hat sie in die Kranken hineinuntersucht und -beobachtet. Und das hängt mit seiner ganzen Einstellung zusammen: Verlauf der Krankheit, Schicksal des Kranken, so wichtig sie selbstverständlich für das ärztliche Verständnis sind, sie sind doch so vieldeutig, daß es überaus schwierig und oft sehr mißlich ist, von ihnen die Kritik unserer Beobachtungen abhängig zu machen. Hier zeigt sich zuerst die große Schwierigkeit dieser „Wissenschaft des ärztlichen Praktikers".

Ich greife noch ein anderes Gebiet heraus. MACKENZIE hat sich sehr verdient gemacht um die Kenntnisse vom unregelmäßigen Pulse, und er hat dabei nur einfache Mittel benützt; diese Verdienste werden nicht dadurch geschmälert, daß seine Ergebnisse durch die mit viel besseren Methoden gewonnenen weit überholt wurden. Er hat doch gezeigt, daß manche Formen des unregelmäßigen Pulses ganz harmlos, andere von ernster Bedeutung für den Kranken sind; er hat das gesehen, weil er die Symptome im Zusammenhange des ganzen Krankheitsbildes sah. Freilich, das darf nicht vergessen werden, seine wichtigsten

Anschauungen über die Herzkrankheiten hat er wohl selbständig aus einfacher Krankenbeobachtung entwickelt, aber, man kann sagen mit einer harmlosen und glücklichen Unkenntnis dessen, was in Deutschland die Leipziger Klinik, vor allem Krehl, His und Romberg durch ausgezeichnete anatomische, physiologische und klinische Untersuchungen festgestellt hatten. Der Herzmuskel wird nun in den Mittelpunkt der Pathologie des Herzens gestellt, von seiner Leistungsfähigkeit hängt der Zustand und das Schicksal des Kranken ab.

Auch hier betont Mackenzie die Bedeutung der subjektiven Beschwerden als Frühsymptom. So kann er sagen: „Herzbeschwerden deuten stets auf eine Verminderung der Reservekraft des Herzens hin[1].“ Selbst wenn wir, wie er es möchte, „uns bemühen, durch Berücksichtigung der individuellen Veranlagung die Bedeutung der Symptome und die Berichte des Patienten über sein Leiden richtig einzuschätzen,“ kann dieser Satz doch zu schweren Mißverständnissen führen. Und das führt uns nun wieder zum Bedenken gegen Mackenzies Standpunkt: so fein seine ärztliche Beobachtung ist, so sehr er sich um einen weit umfassenden Blick bemüht, so sieht er doch gerade bei seiner Einstellung auf die subjektiven Symptome, auf Beschwerden und Schmerzen lange nicht tief genug. Wir sehen sein Streben, Temperament und individuelle Veranlagung mit in den Bereich seiner Untersuchung zu ziehen, aber dieses Streben wird nicht recht fruchtbar. Und das ist auch für sein ärztliches Handeln überaus bedeutungsvoll: er weiß wohl, daß oft eingreifende Maßnahmen den Kranken nur beunruhigen, er legt Wert darauf, den „psychischen Faktor“ zu berücksichtigen — aber er kann es doch an entscheidenden Stellen vergessen. Da die Beschwerden das wichtigste Zeichen der Leistungsfähigkeit des Herzens sind, stellt er die Behandlung ganz auf diese Beschwerden ein. Er rät den Kranken, so viel zu arbeiten, als sie ohne Beschwerden, ohne Schmerzen können. Das ist aber überaus gefährlich! Ich habe vor einiger Zeit einen jungen Engländer behandelt, der zwar nicht von Mackenzie kam, aber in dem Bericht und in den Vorschriften des behandelnden Arztes sah ich deutlich seinen Einfluß. Es war dem jungen Manne genau vorgeschrieben: bei dem geringsten Stechen oder Drücken

---

[1] Mackenzie: : a. a. O., S. 196.

auf der Brust sich zu schonen — nur so viel zu gehen, Sport zu treiben, als er ganz ohne Beschwerden könne. Da der Mann nun recht verwöhnt und psychisch wenig widerstandsfähig war, besann er sich dauernd über seinen Schmerz. Ich möchte nicht sagen, daß MACKENZIE die Kranken so behandelte — er hatte sicher viel zu viel Einsicht —, aber derartiges kann aus seiner Lehre entstehen.

Ich fasse zusammen: MACKENZIE sieht die Schwierigkeiten und die Gefahren der heutigen wissenschaftlichen Medizin, er weiß, daß zu viel Apparate und zu großer Laboratoriumsbetrieb vom kranken Menschen ablenken, weiß, daß der Spezialist den umfassenden Blick auf den ganzen Menschen und seine Situation verliert, daß die Not und die Leiden, die Bedürfnisse und die Möglichkeiten der Kranken in der Klinik nicht in vollem Umfange erlebt werden, er kennt die hohe Aufgabe und die Bedeutung des praktischen Arztes, er sucht die zukünftige Medizin auf einen wahrhaft ärztlichen Weg zu führen, in alledem können wir nur von ihm lernen, seine Warnungen hören und das Ziel seines Suchens nicht aus dem Auge verlieren; das ist das Große, das wir an ihm sehen, auch wenn die einzelnen Früchte seiner Forschung nicht so glänzend sind wie die der naturwissenschaftlichen Medizin eines NAUNYN. — Aber das ist unser Bedenken: seine „Vereinfachung" ist zu einfach; wie sollen wir Apparate und Laboratorien, die Methoden der Spezialisten und der Kliniker entbehren und durch die Erfahrungen und Beobachtungen des allgemeinen Praktikers ersetzen! — Es geht nicht. Wir müssen vielmehr lernen, von jenen den richtigen Gebrauch zu machen. — Und weiter: Wir können nicht „den psychischen Faktor" berücksichtigen, ohne das Psychische wirklich besser zu verstehen.

3.

Dies Letzte soll uns nun weiter führen. Denn ich glaube in der Tat, die Erforschung der seelischen Lebensvorgänge und ihrer Zusammenhänge mit Gesundheit und Krankheit ist heute eine der interessantesten und wichtigsten Aufgaben der Medizin. Gewiß haben es die guten Ärzte — besonders die der jeweiligen guten alten Zeit — immer gewußt, daß ihre Erfolge zum guten Teil von seelischer Einwirkung abhängen, und bewußt oder unbewußt wurde stets danach gehandelt. Aber es ist doch ein großer

Unterschied, ob man eine sehr allgemein gehaltene Überzeugung von seelischer Einwirkung auf Zustand und Verfassung des Kranken benutzt, oder ob man Einsicht in die Zusammenhänge psychischer und physischer Lebensvorgänge zielbewußt, mit ausgebildeten Prinzipien und Methoden erstrebt. Es ist mindestens der Schritt von JENNER zu PASTEUR und KOCH. Freilich wird heute von der Psyche fast zuviel geredet, und es ist sehr zu beklagen, wenn dieses Interesse mit einer Geringschätzung sachlicher, wissenschaftlicher Arbeit verbunden ist. Aber ebensowenig, wie etwa die unerfreulichen Erscheinungen der ersten Tuberkulinära gegen die Bedeutung der Bakteriologie sprechen, darf man wegen unkritischer Übertreibungen und Verirrungen verkennen, was die moderne Psychologie und Psychotherapie für die Medizin zu leisten vermag.

Derjenige, der das Wichtigste und Bedeutendste für diese neue Wissenschaft tat, der mit ursprünglicher Genialität neue Probleme und neue Wege wies, ist SIEGMUND FREUD. Das kann, meine ich, auch der gar nicht bestreiten, der nicht auf dem Boden der FREUDschen Lehre steht und viele Einzelheiten ablehnt. Es handelt sich hier nicht um die Frage nach den praktischen Erfolgen mit der einen oder anderen Methode und nicht um diese oder jene Theorie — es handelt sich einfach um den Bahnbrecher auf einem neuen Gebiete.

Es kommt mir nicht zu, die Psychoanalyse kritisch darzustellen; es liegt mir auch gar nicht daran, hier über ausgesprochene Neurosen zu reden, am Herzen liegt mir die Aufgabe der Medizin, in erster Linie die der inneren Medizin oder der Medizin im engeren Sinne — aber ich halte es für unbedingt notwendig, daß wir uns umsehen, was wir auf diesem neuentdeckten Felde für unsere Arbeit lernen können.

In diesem Sinne möchte ich Ihnen kurz über FREUD berichten. Er hat sich zuletzt selbst ausgesprochen in seiner Autobiographie, die jeder Mediziner lesen sollte[1]. FREUD hatte, wie er erzählt, als Junge keine besondere Neigung zum ärztlichen Berufe, eher bewegte ihn „eine Art von Wißbegierde, die sich aber mehr auf menschliche Verhältnisse als auf natürliche Objekte bezog".

---

[1] Die Medizin der Gegenwart in Selbstdarstellungen, herausgegeben von GROTE, Bd. 4, 1925.

Die Entscheidung für die Wahl der Fakultät gab GOETHEs Fragment über die Natur, das er als Gymnasiast vortragen hörte; man muß dies grandiose Werk und den weitumfassenden Begriff Natur in ihm kennen, um zu verstehen, welch ein Ausgangspunkt für das Studium der Medizin hier gegeben ist.

FREUD arbeitete zunächst bei BRÜCKE, dem Wiener Physiologen, physiologisch und histologisch. Von der Klinik interessierte ihn nur die Psychiatrie, aber auch in diesem Gebiet wurde sein Interesse — wie es damals kaum anders möglich war — vorerst lediglich auf die Gehirnanatomie gelenkt. Er lernte frühe, und offenbar in vollem Maße die Schwierigkeiten kennen, die nicht selten einem Juden entgegentreten, und er blieb nicht frei von einem gewissen Ressentiment. So ist er — trotz bedeutender Lehrer und mancher Freunde — im wesentlichen einen einsamen Weg gegangen. Er ließ sich als Nervenarzt in Wien nieder, gezwungen durch die Verhältnisse, aber er hatte „damals ein starkes Motiv bekommen, den nervösen Kranken helfen oder wenigstens etwas von ihren Zuständen verstehen zu wollen“[1]. Was er in Wien von Neurologie sehen konnte, befriedigte ihn wenig. Da wurde ihm durch ein Stipendium eine Reise nach Paris zu CHARCOT ermöglicht, und später hielt er sich in Nancy bei LIÉBAULT und BERNHEIM auf, lernte die kaum glaublichen Erfahrungen und Erfolge mit der Hypnose kennen und „holte sich die stärksten Eindrücke von der Möglichkeit mächtiger seelischer Vorgänge, die doch dem Bewußtsein der Menschen verhüllt bleiben“[2]. Und diese Eindrücke wurden zu den entscheidenden in seinem Leben. Er behandelte dann in Wien seine Kranken mit Hypnose, sah aber bald, daß die Methode der Schule von Nancy nur zu unsicheren und vorübergehenden Erfolgen führte und benutzte dann die Hypnose nicht mehr zu direkten therapeutischen Einwirkungen, sondern dazu, den Kranken über die Entstehungsgeschichte seiner Symptome auszuforschen, die dieser „im Wachzustande oft gar nicht oder nur sehr unvollkommen mitteilen konnte“. Und hierin traf er sich mit BREUER, der erkannt hatte, daß die „Symptome der Hysterischen von eindrucksvollen, aber vergessenen

[1] FREUD: Sammlung kleiner Schriften zur Neurosenlehre, 4. Folge, 2. Aufl., S. 4. 1922.

[2] Die Medizin in Selbstdarstellungen, herausg. v. GROTE, Bd. 4, S. 8.

Szenen ihres Lebens abhängen", und daß die Heilung der Symptome erreicht wurde, wenn diese vergessenen Erlebnisse in der Hypnose reproduziert würden. BREUER bezeichnete das Verfahren als „Katharsis" und stellte sich vor, daß die Symptome einer abnormen Verwendung von nicht erledigten Erregungsgrößen, einer Konversion entsprechen[1]. Die Hysterie entsteht durch „Nichtkommunizieren verschiedener psychischer Zustände", im „hypnoiden Zustand" werden die Symptome gebildet.

Zweifellos ist hier die erste Grundlage der Psychoanalyse gegeben, der Hinweis auf unbewußte psychische Zusammenhänge. Aber FREUD ging — bald wieder allein, wie es sein Schicksal ist — weiter. Da nicht alle Kranken hypnotisiert werden konnten, versuchte er die verborgene Entstehungsgeschichte ohne Hypnose zu erfahren, durch freie Assoziation. Die Kranken mußten unter seiner gewaltigen suggestiven Einwirkung alle Einfälle mitteilen, wie sie ihnen kamen, einerlei, ob sie wichtig oder passend erschienen. Aus den Einfällen wurde die Entstehungsgeschichte reproduziert. Das ging aber nicht so leicht, bei der Exploration war einerheblicher Energieaufwand nötig, die vergessenen Erlebnisse konnten nur gegen einen deutlich fühlbaren Widerstand ins Bewußtsein gezogen werden, denn — so schloß er — sie waren durch eine gewisse Energie vom Bewußtsein ferngehalten — verdrängt. Es entstand die Vorstellung von der Verdrängung.

Aber weiter: Woher nimmt die Verdrängung ihre Energie? Die Analyse ergab es: es war die Energie der Triebe, die hier zum Vorschein kam, die Energie der Triebkräfte aus dem Sexualleben.

Es ist bekannt, welcher Sturm der Entrüstung entstand. FREUD entsann sich nun an Aussprüche von BREUER, von CHARCOT, von CHROBAK, dem Wiener Gynäkologen, die offenbar die Bedeutung des Sexuellen erkannt, aber nur beiläufig und nicht öffentlich erwähnt hatten, er berief sich auf sie, er teilte seine zwingenden Beobachtungen mit — ein erbitterter Kampf begann. FREUD suchte den Widerstand, den er fand zu verstehen, eben auf Grund seiner Anschauung von der Verdrängung — aber er sagt es selbst, „es entwickelte sich in ihm weder ein besonderer

[1] FREUD: Kl. Schr. z. Neurosenlehre 4, S. 3.

Respekt vor dem Urteil der Welt, noch ein Hang zur intellektuellen Nachgiebigkeit"[1].

Freud sah sich durch die Psychoanalyse und ihre Ergebnisse gezwungen, den Begriff des Unbewußten ernst zu nehmen, und er machte es sich zur Aufgabe, faßbare Zusammenhänge in diesem Unbewußten zu erforschen. Wenn aber einmal geordnete, verstehbare, jedoch unbewußte Zusammenhänge im Psychischen aufgedeckt sind, so ist ein unübersehbar weites Feld der Einsicht und freilich auch der Spekulation eröffnet, und Freud hat auf dem neuentdeckten Felde reiche Frucht geerntet.

Die Verdrängung entsteht durch einen Konflikt zwischen dem Triebhaften und anderen Strebungen des Ichs. Während zunächst nur der aktuelle Konflikt, die unmittelbare Veranlassung der Krankheit aufgedeckt wurde, erwies es sich bald als notwendig, weiter und immer weiter in die Vergangenheit zurückzugreifen, schließlich auf Erlebnisse in frühester Kindheit. Da es aber sexuelle Erlebnisse sein sollen, mußte der Begriff des Sexuellen viel weiter gefaßt werden: es ist nun nicht mehr nur das an das Geschlechtliche gebundene Triebhafte, die infantile Sexualität — jener viel angefochtene Begriff — hat zunächst gar keine Beziehung zu den noch unentwickelten Geschlechtsorganen, sie lehnt sich vielmehr an die lebensnotwendigen Funktionen des Kindes an, sie ist die „Organlust der Kinder". Das Sexuelle wird aus der allzu engen Bindung an die Funktion der Fortpflanzung gelöst und als eine umfassende nach Lust strebende Körperfunktion hingestellt.

Die Energie, die diesem allgemeinen Triebhaften innewohnt, ist die *Libido*. Ich kann auf das Einzelne dieser Vorstellungen nicht eingehen, ich möchte nur auf folgende Punkte hinweisen, die jeder Arzt wissen sollte.

Zunächst die engen Zusammenhänge zwischen dem Triebhaften und der Körperlichkeit. Die Triebe sind vom Körperlichen abhängig und streben zu Körperlichem, sind aber beladen mit enormen psychischen Energien. Das Psychische ist verhaftet im Körperlichen, im Fleisch — der Körper ist getrieben vom Psychischen. Die unlösbare Bindung wird hier offenbar, man kann

---

[1] Freud: a. a. O., S. 22.

nicht trennen, was ist somatisch, was psychisch, es sind festverknüpfte Lebensvorgänge.

Und weiter: der Ablauf dieser Lebensvorgänge ist ein Produkt von Anlage und Erlebnis. Das konstitutionelle Moment kann ja bei den Neurosen gar nicht übersehen werden. Und wenn auch FREUD, wie jeder begeisterte Therapeut, die Einflüsse durch Erlebnisse mehr betont, so weiß er doch, daß „der Neurotiker an den nämlichen Dingen scheitert, welche vom Normalen glücklich bewältigt werden".

„Wir kommen nicht oft auf die hereditäre Disposition zu sprechen, weil sie von anderer Seite energisch betont wird und wir nichts Neues zu ihr zu sagen haben. Aber glauben Sie nicht, daß wir sie unterschätzen; gerade als Therapeuten bekommen wir ihre Macht deutlich zu spüren; sie bleibt für uns etwas gegebenes, was unserer Bemühung Schranken setzt[1]."

Hören wir FREUD über die Konstitution. „Anlage und Erleben knüpfen sich zu einer unlösbaren ätiologischen Einheit, indem die Anlage Eindrücke zu anregenden und fixierenden Träumen erhob, welche sonst durchaus banal, wirkungslos geblieben wären, und indem die Erlebnisse Faktoren aus der Disposition wachriefen, welche ohne sie lange geschlummert hätten und vielleicht unentwickelt geblieben wären[2]."

Die Psychoanalyse greift hier weit über das Individuum hinaus, sucht die Anlage ahnend zu verstehen aus dem Schicksal und den Erlebnissen der Vorfahren, sie rührt an die alte Lehre von der Erbsünde.

Und nun das Dritte: das Triebhafte ist die treibende Kraft nicht nur, wo das unmittelbar deutlich ist, etwa wo wir sinnliche Leidenschaft sehen, die Libido liefert auch die Energie für ganz andere Leistungen, sie wird „sublimiert", auf andere Strebungen gelenkt und schafft dann, was wir als höchste Werte im Menschen schätzen, Liebe und Edelmut, sie bewegt die Flügel des Künstlers und sie treibt die Gedanken des Gelehrten, sie ist die unerschöpfliche Quellkraft des Psychischen, ihre Wasser stürzen auf vielen Wegen in die Tiefe und treiben in ihrem Laufe vielerlei Mühlen.

---

[1] Vorlesungen zur Einführung in die Psychoanalyse, 2. Aufl., S. 504. 1918. [2] FREUD: Kl. Schr. z. Neurosenlehre 4, S. 15.

Gerade hier, wo an das letzte Geheimnis aller Menschlichkeit gerührt wird, wird vielfach die Anstößigkeit dieser Lehre besonders stark empfunden, und die Gefahr übertriebener Einseitigkeit und öder Mechanisierung des Psychischen ist wirklich in bedenklichste Nähe gerückt. Wohl sollen wir uns — gerade als Ärzte — der Einsicht nicht verschließen: das Edle und das Gemeine wohnen nahe zusammen im Herzen des Menschen, beides körperlich und seelisch gebunden, beides vom Triebhaften bewegt, beides abhängig von Anlage und Schicksal, und beides oft so täuschend ähnlich. Wir dürfen die tiefen Gründe des Menschlichen und Allzumenschlichen nicht übersehen, aber wir sollen das Edle und das Gemeine nicht verwechseln. Und so gewiß auch im Künstler, im Gelehrten, im Helden das Triebhafte mächtig ist, so ist doch, was sie schaffen und leisten, nur als Produkt des Triebhaften schlechthin nicht zu begreifen; die Triebe liefern die Energie für die Arbeitsleistung, aber was nun herauskommt, jede Tat, die etwas von Geist erkennen läßt, läßt sich niemals aus solch einfachem Mechanismus ableiten.

Die weitgreifenden Entdeckungen Freuds wären nicht möglich gewesen ohne die Erweiterung der Methodik, vor allem die Deutung der Träume und der sogenannten Fehlleistungen. Auch in den „sinnlosen Träumen", im Versprechen und Vergessen des alltäglichen Lebens wurden sinnvolle Zusammenhänge gefunden. Die Träume bedeuten etwas, enthalten Symbole, sind die verkappte Erfüllung verdrängter Wünsche. Allerdings kann man hier gerade die allerstärksten Bedenken nicht unterdrücken, vor allem viele Traumdeutungen und die völlig unbegrenzte Menge der Symbole für das Sexuelle zeigen kaum begreifliche Einseitigkeitund Übertreibung.

Das Gebiet der Neurose, das des Krankhaften ist nun weit überschritten, die Psychoanalyse wird „der Ansatz zu einer neuen und gründlicheren Seelenkunde, die auch für das Verständnis des Normalen unentbehrlich wird", man darf ihre Voraussetzungen und Ergebnisse auf andere Gebiete des seelischen und geistigen Geschehens übertragen, „der Weg ins Weite, zum Weltinteresse ist ihr eröffnet". In manchen späteren Arbeiten Freuds tritt das Spekulative stark hervor, „das Ich und das Es" vor allem führt weit in die „Metapsychologie" hinein.

Aber wir kehren zurück zur ärztlichen Aufgabe. Was bedeutet nun die Psychoanalyse Freuds für die Beurteilung und Behandlung der Kranken? Ihre Erfolge sind schwer einzuschätzen und schwer zu verstehen. FREUD selbst sagt über seine Therapie[1]: „Der Neurotiker ist genuß- und leistungsunfähig, das erstere, weil seine Libido auf kein reales Objekt gerichtet ist, das letztere, weil er sehr viel von seiner sonstigen Energie aufwenden muß, um die Libido in der Verdrängung zu erhalten und sich ihres Ansturmes zu erwehren." Er leidet an dem Konflikt zwischen Libido und Ich. Die therapeutische Aufgabe besteht darin, die Libido aus ihren derzeitigen, dem Ich entzogenen Bindungen an die Krankheitssymptome zu lösen und sie wieder dem Ich dienstbar zu machen. Zur Lösung der Symptome muß man auf deren Entstehung zurückgehen, muß den Konflikt, aus dem sie hervorgegangen sind, erneuern und ihn mit Hilfe solcher Triebkräfte, die seiner Zeit nicht verfügbar waren, zu einem anderen Ausgang lenken. Diese Revision des Verdrängungsprozesses läßt sich aber nur z. T. an den Erinnerungsspuren jener Vorgänge vollziehen, welche zur Verdrängung geführt haben. Es entsteht nun eine große Schwierigkeit; es ist nämlich „kaum zu vermeiden, daß nicht die persönliche Beziehung des Kranken zum Arzt sich wenigstens eine Zeitlang ungebührlich in den Vordergrund drängt". Das hat FREUD viel zu schaffen gemacht, bis er in diesem Vorgang „die Übertragung" der Libido auf den Arzt erkannte. Nun wurde daraus ein wichtiges Stück der therapeutischen Arbeit: in dieser Übertragung auf den Arzt werden Neuauflagen der alten Konflikte geschaffen, die ganze der Herrschaft des Ichs entzogene Libido wird von den Symptomen in die Übertragung gedrängt, in ihr aufgefangen, gesammelt und konzentriert, und schließlich — das ist das letzte Entscheidende — von ihr frei gemacht.

Man sieht, welche große Rolle die Persönlichkeit des Arztes hier spielt. Aber die Behandlung unterscheidet sich doch wesentlich von der durch direkte Suggestion: während durch diese zugedeckt wird, wird hier aufgedeckt. Durch Arbeit, durch Überwindung von Widerständen wird das Seelenleben des Kranken dauernd verändert, auf eine höhere Entwicklung gehoben und bleibt gegen neue Erkrankungsmöglichkeiten geschützt[2]. Die

---

[1] Vorlesungen zur Einführung in die Psychoanalyse, 2. Aufl., S. 533f. 1918.

[2] Vorlesungen zur Einführung in die Psychoanalyse. 2. Aufl., S. 529. 1918.

Überwindungsarbeit ist die wesentliche Leistung der analytischen Kur; es ist eine Art Erziehung oder Nacherziehung.

Die Einwirkung des Arztes ist dabei eine ganz allgemeine; vor allem in seinen früheren Mitteilungen äußert sich FREUD darüber. In den Studien zur Hysterie schreibt er[1]: „Man wirkt, so gut man kann, als Aufklärer, wo die Ignoranz eine Scheu erzeugt hat, als Lehrer, als Vertreter einer freieren oder überlegenen Weltauffassung, als Beichthörer, der durch die Fortdauer seiner Teilnahme und seiner Achtung nach abgelegtem Geständnisse gleichsam Absolution erteilt; man sucht dem Kranken menschlich etwas zu leisten, soweit der Umfang der eigenen Persönlichkeit und das Maß von Sympathie, das man für den betreffenden Fall aufbringen kann, dies gestatten." Aber: „Für solche psychische Betätigung ist als unerläßliche Voraussetzung erforderlich, daß man die Natur des Falles und die Motive der hier wirksamen Abwehr ungefähr erraten habe." „Das Verfahren ist mühselig und zeitraubend für den Arzt, es setzt ein großes Interesse für psychologische Vorkommnisse und doch auch persönliche Teilnahme für den Kranken bei ihm voraus[2]," beim Kranken, aber ein gewisses Maß von Intelligenz und großes Zutrauen zum Arzt, die Möglichkeit menschlicher Sympathie auf beiden Seiten.

FREUD legt ferner großen Wert auf körperliche Behandlung, wo irgend sie nötig ist; er verordnet Liege- und Mastkuren, sucht den Kranken zu helfen in jeder Weise. Und wie oft ist die Mühe vergebens! FREUD weiß es, daß die Behandlung eines Neurotikers oft einer Mohrenwäsche gleicht. Das Symptom verschwindet, die „aktive Hysterie" wird geheilt, aber es bleibt die Grundlage, andere Symptome kommen wieder. Freilich meint FREUD, daß, je mehr er den psychologischen Vorgängen wirklich bis auf den Grund nachging, desto eher auch der Erfolg ein dauernder blieb.

Wiederholt vergleicht er die Analyse mit einer chirurgischen Operation, in Analogie mit der Eröffnung einer eitergefüllten Höhle, der Auskratzung einer kariös erkrankten Stelle u. dgl. Und dazu bemerkt er in den Studien: „Eine solche Analogie findet ihre Berechtigung nicht so sehr in der Entfernung des

[1] BREUER und FREUD: Studien zur Hysterie, S. 248.
[2] Ib. S. 231.

Krankhaften als in der Herstellung besserer Heilungsbedingungen für den Ablauf des Prozesses[1].“ Soweit Freud über seine Therapie.

Die Analyse ist ein Eingriff; sie ist nicht harmlos für den Kranken, und sie verlangt eine sichere Technik. Das möge man stets bedenken.

Die Erfolge der Psychoanalyse sind umstritten, ihre Deutung ist noch ganz unsicher. Das aber glaube ich sagen zu müssen: die von Freud erkannten Zusammenhänge im Psychischen, die weit über die Enge des Bewußtseins hinausgreifen, sie sind zweifellos gegeben, sind faßbar — aber mit ihnen ist das Seelenleben nicht erschöpft. Es ist immer wieder das gleiche: wenn wir gewisse Zusammenhänge oder Mechanismen im Lebensablaufe erkennen, so dürfen wir daraus nicht schließen, daß das Leben nur aus diesen, wenn auch beliebig vermehrten und komplizierten Mechanismen bestünde, daß wir aus ihnen den Ablauf etwa konstruieren könnten. Der Ablauf ist da, gegeben, als Ganzes; wohl ist es von größter Bedeutung, faßbare Zusammenhänge zu erkennen und an ihnen anzugreifen, aber man darf darüber nicht vergessen, daß die Wirklichkeit viel umfassender ist, als daß wir sie mit unseren Begriffen und Vorstellungen „erschöpfend“ darstellen könnten. Auch wo wir die Bahnen und die Triebkräfte ziemlich weitgehend zu sehen meinen, bleibt doch immer noch die letzte wirkliche und entscheidende Triebkraft vorausgesetzt und unserer Analyse unzugänglich. Und auch an das Selbstverständliche muß erinnert werden: alle räumlichen und mechanischen Begriffe, wie etwa Verdrängung, Unterbewußtsein, Mechanismen haben im Psychischen nur bildhafte, gleichnismäßige Bedeutung und bei einer „energetischen“ Betrachtung von seelischen Vorgängen können Kräfte zwar verglichen, aber nicht gemessen werden.

Endlich sei noch ausdrücklich gesagt: die Analyse betreibt Psychologie als Naturwissenschaft, sie sucht das Psychische genetisch zu verstehen, das ist ihre Absicht und ihre Aufgabe; „Werturteile“, etwa moralische, religiöse oder ästhetische, liegen nicht in ihrem Bereiche; sie ist bestrebt, soweit sie es vermag, aufzudecken, wie ein psychischer Zustand, eine Tat oder ein

---

[1] Breuer und Freud: Studien zur Hysterie, S. 268.

Werk entstanden und geworden ist, ob sie aber wertvoll seien oder nicht, läßt sie dahingestellt[1].

Ich glaube, diese Erwägungen sind auch für die ärztliche Einstellung sehr wichtig; man wird versuchen, Zusammenhänge aufzudecken, soweit es nötig und irgend möglich ist — aber man wird darüber die Ehrfurcht vor dem „Unerschöpflichen" in jeder Seele nicht verlieren. Und die Behandlung: auflösen und aufklären so gut es geht — aber außerdem auch aufbauen, stützen, üben, führen, Richtung geben, binden an positive Werte. Dies Aktive, Erzieherische im weitesten Sinne darf nicht fehlen. Wir haben gesehen, daß auch FREUD das durchaus anerkannt hat, doch haben es manche seiner mehr oder weniger selbständigen Nachfolger noch mehr betont und entwickelt, ich nenne nur etwa ADLER, JUNG und MOHR.

Jeder Arzt soll nun aus alledem lernen; wer einmal auf die von FREUD aufgedeckten Zusammenhänge geachtet hat — und jeder hat die Gelegenheit dazu —, der wird seine Kranken besser verstehen — auch wenn er keine Psychoanalyse treibt und treiben kann. Wir müssen uns eingehend mit den Kranken beschäftigen, besonders in der Anamnese, denn zweifellos machen „psychisches Unbehagen, Beschwerden und Schmerzen aller Art einen weiten Weg durch, bevor sie zur klaren Gegebenheit kommen"[2]. Etwas von diesem Wege müssen wir aufklären und verstehen, sonst können wir die Kranken nicht beurteilen und nicht behandeln. Wir erinnern uns an MACKENZIE. Gerade, wenn wir die Medizin vereinfachen, von allzu vielem Ballast an Apparaten befreien wollen, so müssen wir hier vor allem mehr in die Tiefe gehen.

FREUD schließt seine Biographie mit den Sätzen: „So kann ich denn, rückschauend auf das Stückwerk meiner Lebensarbeit, sagen, daß ich mancherlei Anfänge gemacht und manche Anregung ausgeteilt habe, woraus dann in der Zukunft etwas werden soll. Ich kann selbst nicht wissen, ob es viel sein wird oder wenig."

Auch wir wissen das nicht, aber das ist gewiß, daß wir hier sehr, sehr viel lernen können. Und wenn wir schließlich fragen:

---

[1] Vgl. darüber: H. HARTMANN: Die Grundlagen der Psychoanalyse, Leipzig, 1927.

[2] SCHILDER: Medizinische Psychologie, S. 272. Berlin 1924.

was war es denn, was FREUD zu seinen Einsichten führte, so ist es das: er beobachtete seine Kranken, er ging mit ganzer Hingabe auf den Einzelnen ein. Er erlernte es, CHARCOTS Rat folgend, „dieselben Dinge so oft von neuem anzuschauen, bis sie von selbst begannen etwas auszusagen[1]". Das wollen wir von ihm lernen.

Meine Damen und Herren! Ich habe Ihnen von drei Männern erzählt, drei Richtungen in der Medizin gezeigt. Wie sollen wir nun unsere eigene Aufgabe anfassen? Jede Zeit hat ihr Geschick und ihre Aufgaben — auch vor uns liegen neue Möglichkeiten, neues Land, in dem wir unsere Wege suchen müssen. Was uns treibt, ist der Beruf, kranken Menschen Hilfe zu schaffen; die Betätigung am Krankenbette, das ist unsere Arbeit, und wie die Kranken behandelt werden, das ist die Kritik jeder wirklich lebenden Medizin.

Ich habe Ihnen von der rein naturwissenschaftlichen Medizin berichtet. Auch sie ist lebendig; nicht nur, daß sie noch immer neue Früchte hervorbringt, wenngleich sie nicht mehr so üppig wachsen wie zu NAUNYNS Zeit. Sie sieht sich vor neuartigen Problemen: nicht nur der „einfache Krankheitsvorgang" ist der Gegenstand der Untersuchung — wir haben gelernt, daß es gar keine einfachen Vorgänge gibt, jeder Vorgang ist mit dem Leben des ganzen Organismus verflochten, vom Ganzen abhängig und auf das Ganze gerichtet. Gerade der Zusammenhang des Ganzen, die Zusammenordnung der einzelnen Vorgänge, das ist das entscheidende Problem. Wenn VIRCHOW sagte, es gibt nur Organerkrankungen, keine Allgemeinerkrankungen, so möchten wir heute sagen, es gibt nur Allgemeinerkrankungen und keine Organerkrankungen[2].

Und dann die ärztliche Haltung. Gewiß, wir dürfen nicht nur auf die geschriebenen Sätze sehen, wir müssen auch zwischen den Zeilen lesen; wir wissen, daß NAUNYN als Arzt manches tat, was er wenig wichtig nahm, und sicher war das nicht immer das weniger Gute. Aber die Summe seiner Lehre, was er in seinen markantesten Ausführungen betonte, die „wissenschaftliche Dia-

---

[1] Die Medizin in Selbstdarstellungen, herausg. v. GROTE, Bd. 4, S. 20.

[2] Wie ich das meine, das habe in an einem Beispiele entwickelt in Pflügers Arch. f. d. ges. Physiol., Bd. 201. 1923. (v. KRIES-Festschrift.)

gnose“ und die „wissenschaftliche Therapie“ im streng naturwissenschaftlichen Sinne, dabei können wir nicht stehen bleiben[1]. Es gibt auch Kranke, die nicht in einer gut eingerichteten Klinik liegen oder den berühmten Konsiliarius aufsuchen, wir müssen die Kranken in ihrem Lebenskreise, in allen großen und kleinen Nöten ihres beengten Lebens sehen, müssen ihnen hier helfen — und wie können wir das, ohne die Menschen zu kennen und zu verstehen! Wie weitgehend bilden die Äußerungen der Kranken die Grundlage unserer Überlegungen und unseres Handelns — und wie sollen wir diese beurteilen ohne ein Urteil über die Persönlichkeit!

Weiter: Ich habe Ihnen erzählt, wie MACKENZIE erkennt, was die Einstellung und der Aufgabenkreis des „allgemeinen Praktikers“ bedeutet, wie er die Medizin vereinfachen, von Apparaten und Laboratorien an das Krankenbett zurückführen möchte, wie er die wenig bestimmten Krankheitszeichen, vor allem die Schmerzen und Beschwerden zu erfassen sucht — er hat wirklich die Schwierigkeit der heutigen Situation tief empfunden —, aber wir können nicht einfach die Röntgenapparate in die Ecke stellen. Wir brauchen eine große Apparatur, denn wir haben sie, und wir können mit ihr tatsächlich Wichtiges mehr feststellen, als ohne sie. Aber wir wollen uns immer wieder sagen, daß die Apparate zwar notwendig sind, aber doch nur ein Hilfsmittel. Wir wollen nicht die Entscheidung den Apparaten anvertrauen, wir gebrauchen sie, aber wir tun wesentlich mehr und noch etwas ganz anderes als Apparate anwenden.

Wir beschäftigen uns eingehend mit Schmerzen und Beschwerden — es ist wohl wirklich die wichtigste Aufgabe des Arztes —, aber um den „psychischen Faktor“ zu berücksichtigen, brauchen wir wirklich tiefe Einsichten! Wir müssen immer die untrennbaren Zusammenhänge vom Körperlichen und Seelischen, die Verbindungen von Anlage und Erlebnissen, die Bedeutung des Triebhaften für das ganze Menschenleben bedenken — nur dann können wir kranke Menschen verstehen.

Wir sehen die gewaltig wachsenden Erfahrungen auf dem Gebiete der *Psychologie* und der *Psychotherapie* — wir benutzen

---

[1] Vgl. KREHL: Über Standpunkte in der inneren Medizin. München: J. F. Lehmann 1926.

sie, so gut wir es irgend vermögen, und den Studenten kann gar nicht genug empfohlen werden, auch mit diesen Dingen sich zu beschäftigen. Sie sind wirklich wichtiger als manches Arzneimittel. Aber — auch die Psychotherapie ist nicht Alles und nicht das Einzige, auch sie muß *eingefügt* werden *in das Ganze der Krankenbehandlung;* so wenig etwa mit einer spezifischen Therapie oder mit einem chirurgischen Eingriffe die Krankenbehandlung erledigt ist, so wenig mit einer Hypnose, selbst wenn die Krankheitssymptome danach verschwinden. Und vor allem man muß sich davor hüten, in jeder Seele zu wühlen! Wo eine methodische Psychotherapie angezeigt ist, gut — wer es kann, soll sie durchführen, aber auch nur wer es kann.

Doch es soll genug sein. Aus alledem ergibt sich eine ganz bestimmte ärztliche Haltung, und es ergibt sich eine bestimmte Richtung der Medizin — Probleme für die Forschung und Aufgaben für den Unterricht. Ich möchte nur eines andeuten:

Wenn wir auf den ganzen Menschen und seine Situation sehen, so ist es mit einer „Diagnose" nicht getan. Wir brauchen die Diagnose — aber auch sie ist nur ein Hilfsmittel. Wir brauchen noch mehr; wir müssen jeden Kranken von verschiedenen Gesichtspunkten aus beurteilen: Wir müssen die Entstehung und Entwicklung der Erkrankung, wir müssen den Ablauf der Vorgänge im einzelnen Falle, die organischen Veränderungen und ihre Bedeutung, wir müssen die Persönlichkeit mit ihren somatischen und psychischen Eigentümlichkeiten und ihre Situation im Leben erfassen — nur aus alledem können wir unser Urteil aufbauen, die Grundlage für unser Handeln finden. Die „Krankheitsdiagnose" müssen wir erfüllen und beleben durch eine mehrlinige „Individualdiagnose".

Meine Damen und Herren — den Weg kann ich Ihnen nicht aufzeigen an einem wirklichen Beispiel —, wir sehen wohl Ansätze, aber nichts Fertiges. Was wir meinen, das suchen wir zu verwirklichen, ein jeder, wie es ihm gegeben ist. Wenn wir ehrlich und gründlich sind, erleben wir tagtäglich Kritik an unserem Wissen und Können, aber dennoch soll es uns nicht an jenem Enthusiasmus fehlen, ohne den nie etwas Gutes geleistet wird.

II. Über Krankenbeurteilung.

Wer Kranke behandeln will, muß sich zunächst ein Urteil über sie bilden. Das gilt für die primitivste wie die differenzierteste Medizin, es gilt für naive Heilkünstler wie für gelehrte Ärzte, und wenn gleich Form und Inhalt der Erkenntnisse und Aussagen über den Kranken sehr verschieden sein können, so muß doch immer der Behandlung die Krankenbeurteilung vorausgehen.

Was ist die Aufgabe der Krankenbeurteilung, ihr Ziel und ihre Richtung?

Bei jeder Begegnung mit einem Kranken sind dem Arzte die Fragen gestellt: wie kann geholfen werden, was ist zu erwarten? Wie steht es um den Kranken, welches wird sein Schicksal sein? Was kann er leisten, was nicht? Wie soll er sich verhalten, was soll er tun und lassen? Muß er behandelt werden und wie muß er es?

Um diese Dinge geht es hier, das sind die Gesichtspunkte, nach denen wir zusammenfassen müssen, was uns eingehende Beschäftigung mit dem Kranken ergibt.

Eines sei vorweggenommen: die Beurteilung enthält auch die „*Diagnose*“, die Anwendung eines bestimmten, einfachen oder zusammengesetzten Krankheitsbegriffes, aber diese Diagnose ist nur der erste Schritt, die Beurteilung greift viel weiter — wenn die Diagnose gestellt ist, fängt das besondere Problem der Beurteilung eigentlich erst an: was ist mit der Diagnose *hier* gesagt, was bedeutet der allgemeine Begriff in diesem besonderen Falle?

1.

Das Material für die Beurteilung gewinnen wir aus der *Krankenuntersuchung*. Wir müssen das Leben in beträchtlichem Umfange und bis zu erheblicher Tiefe verstehen, wenn wir die uns gestellten Fragen beantworten wollen.

Freilich auch das ist wichtig: von der ersten Begrüßung an müssen wir stets an Beurteilung *und* Behandlung denken, dürfen bei keinem Worte und keinem Handgriffe übersehen, welche Wirkungen sie haben können. Dabei müssen wir uns darüber klar sein, was die Situation für uns und was sie für den Kranken bedeutet. Der Arzt ist gesund, in seiner tagtäglich gewohnten Arbeit — der Kranke ist durch sein Kranksein alteriert, erwartungsvoll gespannt, für ihn ist es oft eine bange Zeit, es ist eine außerordentliche, ungewöhnliche, nicht erwünschte Lage, und es hängt für ihn viel davon ab, was sich in diesen Augenblicken ereignet. Der Kranke achtet auf jede Miene, jeden Ausdruck des Arztes, er empfindet in seiner besonderen gespannten Verfassung meist sehr stark, jeder Eindruck und manches unbedachte Wort haften fest in ihm. Wir müssen uns das immer wieder klarmachen — gerade weil Gewohnheit und Beruf, und wie oft Hast und Unruhe, es uns so leicht vergessen lassen!

Ich möchte hier ein paar allgemeine Bemerkungen über die Krankenuntersuchung vorausschicken. Zuerst die *Anamnese*. In eingehender Unterhaltung mit dem Kranken suchen wir seine eigenen Eindrücke über die Krankheit, über sein Befinden, seine Lage und sein Leben zu erfassen. Wir wollen durchaus nicht nur die „Vorgeschichte“ der Krankheit, sondern vor allem auch den Kranken selbst und seine Situation in möglichst weitem Umfange kennen lernen — der Umfang ist durch die besondere Aufgabe bestimmt, kann aber nicht leicht zu weit gedacht werden.

Wie wichtig sind die „subjektiven Krankheitszeichen“, Schmerzen und Beschwerden, große und kleine Belästigungen oder Beschränkungen der vollen Leistungsfähigkeit — unser Urteil über all das beruht wesentlich auf den Angaben des Kranken, und wie sollten wir diese richtig verwerten, ohne jenen zu kennen und zu verstehen! Es handelt sich hier wirklich nicht um irgendeine mehr oder weniger erwünschte Würze im ärztlichen Verkehr, sondern um die ganz klare Sachlichkeit der ärztlichen Aufgabe; wir müssen das beachten nicht nur bei Nervösen oder wo wir meinen solchen gegenüberzustehen, sondern bei jedem Kranken.

Wie leicht kann man Angaben des Kranken völlig mißverstehen, ganz falsche Schlüsse aus ihnen ziehen, wenn man nicht etwas von dem „weiten und verschlungenen Wege" aufdeckt, den jede Empfindung durchmacht, bis sie „zur klaren Gegebenheit" wird und zum Ausdruck kommt. Eigentlich ist das selbstverständlich, aber wir sollten doch von diesen grundlegenden Dingen ausdrücklich reden und nicht zu rasch über sie hinweggehen. Und warum sollten wir sie nicht auch zum Gegenstande wissenschaftlicher Untersuchungen machen? Es gibt jetzt wichtige und genügend sichere Methoden.

Verschieden ist es nicht nur, wie alle Beschwerden empfunden werden, ob einer etwa hart oder weich gegen sich selbst ist — wobei wir uns ohnehin vor einem oberflächlichen und allzu eindeutigen Urteil hüten müssen —, sondern auch das ist zu bedenken, daß Kranksein, Beschränktsein, Beschwerdenhaben je nach der Persönlichkeit etwas ganz Verschiedenes bedeutet — im weitesten Sinne, daß Krankheit sehr verschieden empfunden und verarbeitet wird. Den einen macht sie mißmutig, der andere sucht bewußt das Beste aus der Lage zu machen, einer fügt sich, ein anderer kann nicht „fertig werden" mit sich und den gegebenen Verhältnissen. Von seiner Geduld und Ausdauer, Zuversicht und Vernunft, Einsicht und Entschlußkraft hängt aber weitgehend das Schicksal des Kranken ab. Wie der Kranke zu seiner Erkrankung stehe, was sie für ihn und seine familiäre, soziale und wirtschaftliche Lage bedeutet, das sind für den Arzt überaus wichtige und dringende Überlegungen.

Und weiter muß man fragen nach dem alltäglichen Leben in Beruf, in Haus und Familie, nach Gewohnheiten und Gebräuchen, Schädlichkeiten durch Arbeit und Genuß, die allgemein bekannt und längst als „Krankheitsursachen" anerkannt sind.

Zu der Persönlichkeit des Kranken gehört auch seine Geschichte, Kindheit und Entwicklung: was über diesen Menschen hingegangen ist, an Krankheit und Therapie, was er und wie er es überstanden hat, wie er auf diese oder jene Behandlung reagierte, welche Rolle das in seinem Leben spielte, all das muß der Arzt erkunden. Schließlich muß man versuchen durch Fragen über die Familie und familiären Verhältnisse ein Urteil über Erbmasse und Anlage des Kranken sich zu bilden.

Und nun der andere Teil der Anamnese: die „Vorgeschichte" der Erkrankung, vor allem ihre Entstehung und Entwicklung. Den ersten Beginn soll man möglichst genau mit dem Kranken besprechen: was damals war, wie er sich vorher fühlte, was er da erlebte, was er von den ersten Krankheitszeichen empfand, das ist so bedeutungsvoll für das Verständnis der Veranlassung oder Auslösung der Krankheit. Besonders wo psychische Momente eine Rolle spielen, gibt oft eine eingehende Erörterung des Anfanges die wichtigsten Fingerzeige. Man muß sich Ort und Zeit, womöglich Tag und Stunde oder doch Tageszeit genau angeben lassen, muß eindringlich fragen, was damals passierte. Andererseits muß, das braucht hier kaum erwähnt zu werden, bei Infekten und Vergiftungen das Augenmerk auch auf Erkrankungen in der Umgebung gerichtet werden.

Aus dem Verlaufe der Erkrankung lernt man das Stadium und die Schwere des Prozesses kennen. Besonders wichtig ist es, die Folgen ärztlicher und nichtärztlicher Einwirkungen zu beachten — es würde viel zu weit führen, auf Einzelheiten einzugehen.

Die Vorgeschichte schließt mit dem jetzigen Augenblick, den Klagen und Beschwerden; davon war schon die Rede. Nur das sei noch angefügt: es ist zweckmäßig, hier mit bestimmten Fragen nach allen möglichen Symptomen zu fragen — man geht am besten systematisch den ganzen Organismus durch, die Allgemeingefühle und die Erscheinungen von seiten der verschiedenen Organe und Organsysteme —, in irgendeiner bedachten und gewohnten Reihenfolge.

Zur Beurteilung des jetzigen Zustandes ist immer der Vergleich mit dem Befinden in früherer, gesunder Zeit wichtig; nur danach kann man unterscheiden, was an der Erkrankung und was an den Eigenschaften der Persönlichkeit liegt. Daß einer sich anders fühlt, weniger leisten kann, das zeigt, daß er krank ist.

Das führt mich schließlich noch zu einigen Bemerkungen über die Technik und Methode der Anamnese. Zunächst ist es selbstverständlich, daß auch die Anamnese in den Rahmen der ganzen ärztlichen Aufgabe im einzelnen Falle eingefügt werden muß. Je nach den besonderen Verhältnissen, je nach der Erkrankung und je nach der Persönlichkeit und Lage des Kranken müssen diese oder jene Momente mehr oder weniger eingehend besprochen werden. Alles, was nötig ist — aber auch nur, was sachlich wichtig ist, muß erörtert werden; darauf gerade kommt es an. Im allgemeinen wird man kaum zu viel fragen — aber peinliche Fragen, wo sie nicht zur Sache gehören, sind indiskret, überflüssig und schädlich.

Unmöglich kann die Anamnese vor Beginn der Untersuchung abgeschlossen sein; während der Untersuchung geht die Unterhaltung mit dem Kranken weiter. Es ist wichtig, die anamnestischen Angaben immer wieder aufs neue festzustellen, zu ergänzen und zu berichtigen. Besonders bei Schwerkranken muß man sich zunächst auf das Wichtigste beschränken und erst nach und nach die Anamnese vervollständigen.

Die Fragen sollen stets bestimmt, klar, deutlich und dem Kranken verständlich formuliert sein. Sie müssen mit einer gewissen Zielstrebigkeit einander folgen, in überlegtem Zusammenhange, der jedoch immer der besonderen Situation angepaßt sein muß. Die Anordnung der Krankengeschichten, die mit Familie und Kindheit beginnen, ist für die Praxis im allgemeinen nicht zu empfehlen. Meist ist es besser, von den augenblicklichen Bedürfnissen des Kranken auszugehen und von da aus die Anamnese weiter auszubauen.

Der Arzt muß fragen und bei der Unterhaltung den Faden in der Hand behalten, aber er muß auch den Kranken ruhig reden lassen und anhören. Es ist wichtig, daß der Arzt hört, was der Kranke auf dem Herzen hat, aber auch, daß der Kranke das Gefühl hat, er könne sich hier ruhig und offen aussprechen. Der Arzt muß eingehend fragen, aber er muß auch bedenken, daß seine Fragen im Kranken leicht neue Vorstellungen wecken oder alten eine unberechtigte Stütze leihen können. Man soll nichts „in den Kranken hineinfragen“.

Überhaupt ist strenge Kritik notwendig. Jede Angabe muß als solche verwertet und auch vermerkt werden. Man hüte sich davor, Angaben des Kranken mit ärztlichen Urteilen zu vermengen und zu verwechseln; man überlege sich stets, was die Worte des anderen bedeuten. Man soll nicht Diagnosen übernehmen, sondern sich beschreiben lassen, was war und vorgegangen ist. Nicht jeder „Gelenkrheumatismus“, jede „Gehirnentzündung“ oder „Gehirngrippe“, auch nicht jeder Schüttelfrost war, was wir unter diesen Ausdrücken verstehen! Und auch wo der Kranke die Äußerungen anderer Ärzte wiedergibt, sei man sehr vorsichtig — im Urteil über den Kranken und über den Arzt! Wieviel wird mißverstanden! Was sagt nicht ein Arzt in irgendeiner Verlegenheit — und wie schwer ist es oft, nichts Mißverständliches oder auch nichts Falsches zu sagen!

Je besser der Arzt den Kranken kennt und versteht, desto mehr wird er vor Irrtum und Täuschung geschützt sein.

Sehr oft sind auch Äußerungen aus der Umgebung von größter Wichtigkeit. Charakterveränderungen durch die Krankheit, familiäre, soziale und wirtschaftliche Verhältnisse können manchmal viel besser beurteilt werden, wenn man auch mit Angehörigen oder Freunden spricht; aber auch da: immer muß der „persönliche Faktor" in den Angaben berücksichtigt werden.

Wo es nötig ist, suche man möglichst objektive Unterlagen über die Persönlichkeit und ihre Verhältnisse beizuschaffen, Zeugnisse, alte ärztliche Berichte u. dgl. Die Internisten können in dieser Hinsicht sehr viel von den Psychiatern lernen, die im allgemeinen auf diese Dinge viel mehr Wert legen, aus naheliegenden Gründen.

Es ist sehr schwierig und sehr mühsam, eine gute Anamnese zu erheben; viel Zeit und Geduld, Geschick und Takt, Kenntnisse und Erfahrung sind notwendig. Aber was die Anamnese für die Beurteilung bedeutet, kann gar nicht überschätzt werden. Es ist eine alte Regel: je erfahrener ein Arzt ist, desto wichtiger wird ihm die Anamnese.

Über die *Untersuchung* ist nicht viel zu sagen, da es hier nur auf das Allgemeine und Prinzipielle ankommt. Sie muß vollständig sein und sorgfältig durchgeführt werden. Auch sie ist ein Glied der ganzen Behandlung, auch sie dient der Sorge für das Wohl des Kranken — das ist ihre Grenze, ihre Kritik. Der Arzt muß rücksichtsvoll sein und unnötige Belästigung und Ermüdung vermeiden. So notwendig eine gewisse Regel für die Technik der Untersuchung ist, so sehr muß man sich doch davor hüten, das Spiel gedankenlos ablaufen zu lassen; immer soll die Sorge um das Wohl des Kranken unser Tun und Überlegen beleben und ausgleichen.

Eine Zeitlang war sehr viel die Rede von besonderen *Funktionsprüfungen.* Funktionsprüfungen der Nieren, des Herzens usw.

wurden in großer Zahl angegeben. Es ist jetzt eher wieder etwas stiller geworden; vor allem die komplizierten Methoden haben im allgemeinen nicht geleistet, was man von ihnen erwartete. Das liegt daran, daß jede dieser „Funktionsprüfungen“ zu einseitig ist und niemals den ganzen Zusammenhang dessen erfaßt, was für die Leistungsfähigkeit bestimmend ist. So nötig es ist, den Ablauf der Vorgänge, Funktionsstörungen, zu erfassen, so dürfen wir doch nicht übersehen, daß bei jeder Funktionsprüfung nicht nur dieses oder jenes Organ, sondern der ganze Organismus mitspielt. Das ist aber sehr wichtig. Wir suchen die Leistungsfähigkeit zu beurteilen durch eine gewisse Belastung: wir prüfen, wie die Funktion auf eine bestimmte Anforderung reagiert, wie sie ihr gewachsen ist. An der Reaktion ist aber schließlich immer der ganze Organismus beteiligt — nicht nur das Herz oder die Nieren. Sehen wir zu einseitig auf ein Organ, so können wir leicht das Ergebnis ganz falsch verstehen. Wir müssen immer genau überlegen, was aus den Anzeichen, die wir beobachten, wirklich geschlossen werden kann. Was bedeutet es, wenn mit dem Harn irgendein zugeführter Stoff nicht so rasch ausgeschieden wird? Liegt das nur an der Funktion der Nieren, oder wesentlich auch an ganz anderen Vorgängen?

Und weiter: wir belasten nicht ein Organ, sondern den Organismus, den kranken Menschen; die Belastung muß aber dem Kranken angepaßt sein. Seine Gewohnheiten und Gebräuche müssen berücksichtigt werden, denn je nachdem kann die gleiche Leistung eine ganz verschiedene Anstrengung bedeuten. Wer täglich turnt, wird es kaum spüren, wenn er zehn Kniebeugen macht, was für einen gänzlich Ungeübten schon recht schwer sein kann. Daß überhaupt irgendeine Belastung nur dann erlaubt ist, wenn die unbelastete Funktion ausgeglichen ist, versteht sich von selbst. Man muß da sehr vorsichtig sein.

Ich glaube, wir werden uns vor Fehlern, Mißverständnissen und Enttäuschungen schützen, wenn wir daran festhalten: *es gibt eigentlich nur Funktionsprüfungen des kranken Menschen, nicht eines einzelnen Organs*, die Funktionsstörungen der Organe können stets nur in dem größeren Zusammenhange richtig erfaßt und verstanden werden. Dann werden wir auch das Letzte nicht übersehen: jede Funktionsprüfung gibt nur ein Augenblicksbild, das von zahllosen Einflüssen, von der ganzen Lage des Kranken abhängt. Morgen schon kann es anders sein. Deshalb soll man alle „Funktionsprüfungen“ wiederholen, möglichst unter vergleichbaren oder doch übersehbaren Bedingungen; so wird man auch am ehesten sich ein Urteil darüber bilden können, was sie leisten. Freilich, der Ablauf eines krankhaften Prozesses kann die Lage ändern, und es ist durchaus nicht gesagt, daß der Leistungsfähigkeit eines Herzmuskels stets seine Widerstandsfähigkeit gegen toxische oder infektiöse Schädlichkeiten entspricht; es werden mit jeder Untersuchungsmethode zunächst nur die momentanen Verhältnisse, nicht die Möglichkeiten der Entwicklung erfaßt.

Fassen wir das alles zusammen, so werden wir von den komplizierten Funktionsprüfungen nicht allzu viel erwarten. Schließlich ist die beste Funktionsprüfung die sorgfältige und umfassende Beobachtung des Kranken, die nur einfache Mittel erfordert. Vor allem ist es immer auch wichtig, den Kranken, wenn er es eben wieder leisten kann, in seiner Alltäglichkeit, in seiner gewohnten Umgebung zu sehen. In alledem ist natürlich auch eine wirklich gute, eingehende Anamnese von größter Wichtigkeit. Da kann man erfahren, wie der Kranke steht — nicht nur dieser oder jener künstlichen Belastung gegenüber, sondern unter den Anforderungen und Einwirkungen seines Lebens.

2.

Anamnese und Befund, die Ergebnisse unserer Untersuchung und Beobachtung liefern uns nun das Material für die *Krankenbeurteilung*. Man sagt mit gutem Grunde: Die erste Aufgabe des Arztes ist es, eine *Diagnose* zu stellen[1]. Indem ich mich dem üblichen Gebrauche des Wortes anschließe, verstehe ich darunter die Anwendung der bekannten und gebräuchlichen, einfachen oder zusammengesetzten Krankheitsbegriffe. Was wir über den Kranken festgestellt haben, das suchen wir zusammenzufassen unter irgendeinem der Krankheitsbegriffe, die sich in der Geschichte der Medizin entwickelt haben und die uns durch die heutige Pathologie in ganz bestimmter Ausprägung gegeben sind. Man kann hier von „*Krankheitsdiagnose*“ reden zum Unterschiede von der

---

[1] Über die „Diagnose“ vgl. vor allem: R. KOCH: Die ärztliche Diagnose, 1. Aufl. Wiesbaden 1917.

„*Individualdiagnose*", die die besonderen Züge des einzelnen Falles enthält, also der Krankenbeurteilung im eigentlichen Sinne entspricht.

Es ist leicht zu sehen, daß die „Krankheitsdiagnosen" recht verschiedenen Sinn und Inhalt haben. Mit „Pneumonie" bezeichnen wir bald eine bestimmte Infektionskrankheit, mit typischem Verlaufe und typischen Erregern, bald einen besonderen Prozeß in den Lungen. Wenn wir das Inhaltsverzeichnis eines Lehrbuches nach den Diagnosen und Krankheitsbegriffen durchsehen, so finden wir zunächst Infektionskrankheiten, die wir nach dem Erreger, nach der Entstehung unterscheiden. Die Krankheitsbegriffe sind nach der Ätiologie bestimmt — die *Diagnosen* sind *ätiologische*[1]. Ebenso ist es bei Vergiftungen und vielfach bei Verletzungen. Dann werden Krankheiten der Lungen, des Herzens, des Magens angeführt — nach den erkrankten Organen und deren anatomischen Veränderungen. Hier finden wir vor allem „*pathologisch-anatomische Diagnosen*". Da die heutige Medizin seit Morgagni, Rokitansky und Virchow wesentlich von der pathologischen Anatomie ausgegangen ist, nehmen diese anatomischen Diagnosen in ihr den breitesten Raum ein.

Wieder etwas anderes besagen Diagnosen wie etwa Diabetes, Herzschwäche — sie weisen auf eine Störung von Lebensvorgängen hin und können als *pathologisch-physiologische* oder auch *funktionelle Diagnosen* bezeichnet werden. Bei der Fettsucht schließlich kann man kaum von eigentlich krankhaften Vorgängen reden — mindestens ist es noch ganz zweifelhaft, wie weit der Stoffwechsel eigentlich alteriert ist. Und es gibt nun alle möglichen Übergänge von gesunden zu kranken Fettsüchtigen — wir können keine scharfe Grenze ziehen. Fettsucht bezeichnet also die Eigenschaft einer Gruppe von Menschen — die Fetten bilden einen Typus —, man kann deshalb hier von einer „*Typus-Diagnose*" reden. Ganz ebenso ist es etwa bei den leichtesten endokrinen Störungen und vor allem bei den Psychopathien und Neurosen.

---

[1] Über Diagnose und Krankheitsursache vgl. die interessanten Ausführungen von M. Sternberg: Die Bedeutung der scholastischen Philosophie für das heutige medizinische Denken. (Aus Schaxels Abhandl. zur theoret. Biol.) Berlin 1926.

Es leuchtet ohne weiteres ein, daß das System unserer Krankheitsbegriffe durch den Stand unserer Kenntnisse bestimmt ist. Mit den großen Errungenschaften der Bakteriologie wurden unsere ätiologischen Diagnosen besser fundiert und wesentlich entwickelt. Der ätiologische Begriff Diphtherie hat den anatomischen verdrängt. Oft entstehen Diagnosen durch eine neue Untersuchungsmethode — ich erinnere an die Hypertonie, die heute eine so große Rolle spielt. Auch die Häufigkeit, mit der eine Diagnose gestellt wird, hängt nicht nur von der Mode, sondern oft wesentlich von technischen Errungenschaften ab: man denke an das Duodenalgeschwür.

Es ist notwendig, daß man sich *über die Art der Diagnose klar ist.* Man soll hier ehrlich scheiden. Oft wird die Diagnose „Herzinsuffizienz" durch die der Myocarditis oder Myodegeneratio cordis ersetzt. Wenn nur die funktionelle Minderwertigkeit des Herzens festgestellt ist, so ist die Anwendung des anatomischen Begriffes kein guter Brauch. Wenn wir aber nach der Entstehung — etwa im Anschlusse an eine infektiöse Erkrankung — und nach dem Verlaufe auf organische Veränderungen des Herzmuskels schließen, so ist die Diagnose berechtigt, auch wenn wir uns dessen bewußt sind, daß wir, abgesehen von manchen Rhythmusstörungen, Art und Ausdehnung der Prozesse im Herzmuskel während des Lebens kaum mit einiger Sicherheit beurteilen können.

Die Krankheitsdiagnosen sind unbedingt notwendig. Wir brauchen sie zur Verständigung untereinander, sie sind wichtig für die Forschung, die je nach ihrem Stande gewisse Resultate unter vorläufig abschließenden Begriffen zusammenfaßt, um an diesen Begriffen weiter zu arbeiten — sie sind aber auch eine unentbehrliche Hilfe für den Arzt; sie müssen den Ausgangspunkt für unsere weiteren Überlegungen bilden. Es ist immer sehr nützlich, wenn man über einen Kranken vortragen und berichten muß, das zwingt dazu, alles genau durchzudenken und aufzuklären, was irgend aufzuklären ist — etwas von dem liegt auch in der Aufgabe, eine Diagnose zu stellen. Aber freilich, es besteht hier auch eine gewisse Gefahr: man ist versucht zu pressen und zu deuten, man kann leicht auch etwas Nicht-passendes übersehen — zumal wenn man allzu kurzschlüssige Diagnosen nach einzelnen „pathognomonischen" Symptomen stellt. Und vor allem wird, wenn die Diagnose einmal festgelegt ist, leicht die freie Beweglichkeit der Gedanken eingeengt. Jeder wird es schon erlebt haben, wie dann auf einmal irgendeine überraschende Erscheinung die Augen für etwas ganz anderes öffnet.

Nach alldem: die Krankheitsdiagnose ist ein wichtiges, wirklich nicht zu unterschätzendes Hilfsmittel für die Krankenbeurteilung, aber auch nur ein Hilfsmittel; sie ist nur der erste Schritt. Nicht immer hat in der Medizin die Diagnostik die gleiche Rolle gespielt wie heute; HIPPOKRATES schrieb ein „Prognostikon", aber kein „Diagnostikon"[1]. Die Krankheitsdiagnose muß ergänzt und belebt werden, nur wenn unsere Gedanken in jedem Augenblick auf die Beurteilung des kranken Menschen gerichtet sind, kann unser Diagnostizieren lebendig sein.

Wir haben *ätiologische*, *anatomische*, *physiologische* und *Typus-Diagnosen* unterschieden. Ich möchte nun zunächst folgendes sagen: es genügt durchaus nicht, eine derartige Diagnose zu stellen, man muß vielmehr *in jedem einzelnen Falle sowohl* ätiologisch als auch anatomisch, physiologisch und nach dem Typus und der Persönlichkeit diagnostizieren. Das ist in der Tat eine bedeutungsvolle Regel. An jedem einzelnen Kranken haben wir uns zu überlegen: welche ursächlichen und auslösenden Momente kommen in Betracht, wie sind die anatomischen Veränderungen, wie ist der Ablauf der Lebensvorgänge alteriert und was für ein Typus, was für eine Art Mensch steht uns gegenüber, welches sind die somatischen und psychischen Eigentümlichkeiten dieses Kranken?

Und das stellt uns dann vor die weitere Frage: was bedeutet all dies? Was bedeuten die Ursachen, was die anatomischen Veränderungen, was bedeuten die pathologischen Vorgänge und die besonderen Eigenschaften des Kranken?

Statt vieler Worte möchte ich an ein paar Beispielen zeigen, *wie ich es meine.*

Wir diagnostizieren *Lungentuberkulose.* Die Bedeutung der „ätiologischen Diagnose" ist klar: es besteht eine Infektion mit Tuberkelbazillen, die wie jede andere Infektion als ein Kampf zwischen den Erregern und dem Organimus zu verstehen ist. Wir haben einige Erfahrungen über diesen Kampf: in den meisten

[1] Vgl. den sehr lesenswerten Aufsatz: Antike Heilkunde von H. E. SIGERIST, Tusculum-Schriften. München 1927.

Fällen wird der Organismus ziemlich leicht Sieger — nach nur geringfügigen, ganz unbestimmten und kaum erkennbaren Krankheitszeichen wird die Tuberkulose latent. Wir wissen ja jetzt, daß die allermeisten Menschen unseres Kulturkreises eine latente Tuberkulose haben, sie sind, meist in frühester Kindheit, mit Tuberkulose infiziert, sie sind aber nicht an Tuberkulose krank. Auch über den Verlauf dieser Infektion wissen wir einiges: die Lungen bilden am häufigsten die Eintrittspforte für die Erreger, in ihnen kommt es zu den ersten Krankheitsherden, die oft völlig vernarben und bedeutungslos werden. Aber jeder Körper, der einmal diesen Kampf überstanden hat, ist davon dauernd irgendwie verändert, er reagiert nun mit den Tuberkelbazillen anders als vorher. Von den ersten Herden aus oder, wohl öfters, aus neu aufgenommenen infektiösen Stäubchen und Tröpfchen können die Erreger im ganzen Organismus verbreitet werden und in den verschiedensten Organen zu den charakteristischen Prozessen führen. In anderen Fällen schreitet die Erkrankung in den Lungen selbst fort, schleichend oder rasch, bald ziemlich gutartig, mit Tendenz zur Heilung, bald wird unaufhaltsam immer mehr Gewebe zerstört.

Immer kommt es auf die Kampflage zwischen dem Organismus und den Erregern an. Darüber sagt uns aber die ätiologische Diagnose „Tuberkulose", so wichtig sie ist, gar nichts aus. Auch der Hinweis auf das erkrankte Organ — Lungentuberkulose — führt in der allgemeinen Fassung zunächst nicht weiter.

Wir müssen die Reaktion des Organismus auf die Infektion kennen, wenn wir die Kranken beurteilen wollen. Alle die Vorgänge im Körper, die Ausdruck seiner Abwehr sind, sind für uns vor allem wichtig, alle Zeichen, aus denen wir auf die Erfolge des Angriffes und der Verteidigung schließen können. Wir müssen eine „physiologische" oder biologische („immunbiologische") Diagnose erstreben. Dafür betrachten wir vor allem die Allgemeinerscheinungen, das Fieber und was damit zusammenhängt, Schweiße, Abmagerung und Entkräftung, Veränderungen an den Blutkörperchen und auch im Plasma, schließlich — wenngleich nicht leicht und nur mit größter Vorsicht verwendbar und verwertbar —, die sog. immunbiologischen Reaktionen mit irgendeinem Tuberkulin, soweit wir sie für erlaubt und angezeigt halten.

Aber nun sind auch — eben für die Beurteilung der Kampflage — die Prozesse und die anatomischen Veränderungen in den Organen so bedeutungsvoll, denn je nach dieser Kampflage zeigen die Herde eigentümliche Reaktionen. Das weist uns auf die Bedeutung einer genaueren anatomischen oder organpathologischen Diagnose hin. Wie verschieden sind die Bilder der Lungentuberkulose! Ich kann auf die Einzelheiten nicht eingehen. Aber es scheint mir doch von prinzipieller Wichtigkeit, zu überlegen: was uns eigentlich eine möglichst eingehende Kenntnis der anatomischen Veränderungen sagt.

Zunächst bedeuten die anatomischen Veränderungen ganz einfach eine Ausschaltung und Zerstörung des Gewebes; das ist wichtig, wenn auch bei der Lungentuberkulose im allgemeinen nicht entscheidend. Dazu kommt etwas anderes: als Herde und vor allem als irreparable Herde — das sind sie wohl meist, wenigstens wenn sie deutliche Erscheinungen machen — verhindern sie, daß die Erkrankung zur Ruhe kommt. Sie bilden gewissermaßen Stützpunkte des feindlichen Angriffes, die zwar mit mehr oder weniger Erfolg bekämpft werden können, aber doch auch oft die eigene Position empfindlich schwächen. Die Feinde können von diesen Stützpunkten aus Ausfälle machen, und vor allem, wie oft lassen sie doch die eigenen Kräfte nicht so recht gedeihen! Es geht da immer etwas vor sich, Angriff und Verteidigung; zwar gelingt es, einigermaßen das Gleichgewicht zu halten — aber es geht nicht ohne Verluste. Wer kennt nicht die unerfreulichen Erscheinungen, die etwa von einer alten Caverne selbst dann ausgehen, wenn es sich nicht mehr um einen fortschreitenden Prozeß handelt! Aber selbst eine ganz gutartige Cirrhose kann viele Kräfte binden, und es kann immer wieder zu einer Blutung oder doch zu einem Katarrh kommen — und schließlich einmal zu einer recht unerfreulichen Verschiebung der Kampflage.

Aber nun das Dritte und Wichtigste: die organischen Veränderungen sind uns Ausdruck und Anzeichen eben für die Situation im Kampfe zwischen Erreger und Organismus. Hier stoßen die sog. immunbiologische und die anatomische Betrachtung zusammen, und das ist ein ganz entscheidender Punkt für die Krankenbeurteilung; denn außer den freilich viel deutlicheren, für den Arzt meist klareren „Allgemeinerscheinungen“, von denen ich sprach, können wir gerade nach den Veränderungen der Lungen beurteilen, wie die Sache steht und was zu erwarten ist. Hier handelt es sich aber mehr um die Reaktionsform des Gewebes, mehr um die Art der Prozesse als um ihre Ausdehnung[1]. Deshalb vor allem sind Cavernen ein so ungünstiges Zeichen, weil sie auf destruierende Prozesse hinweisen, auf eine schlechte Situation der Abwehr, und ebenso ist es mit „exsudativen“ Prozessen, vor allem mit pneumonischen Herden. Auf der anderen Seite zeigt reichliche Entwicklung von Bindegewebe an, daß der Organismus fähig ist, sich des Angreifers zu erwehren.

Hier muß noch ganz kurz auf die Bedeutung von Komplikationen hingewiesen werden. Schwangerschaft, Diabetes, auch jede allgemeine Entkräftung sind deshalb für Lungenkranke so verhängnisvoll, weil dadurch die Reaktionslage, die Situation im Kampfe ungünstig beeinflußt wird und die Neigung zu fortschreitenden, mehr exsudativen und zerfallenden Prozessen gewaltig zunimmt.

Aber mit alledem ist die Beurteilung des Lungenkranken nicht erschöpft. Auch seine Persönlichkeit — im weitesten Sinne — und seine Situation im Leben müssen berücksichtigt werden. Ich kann nur einiges andeuten: die Tuberkulose der Alten verläuft meist anders als die Jüngerer oder gar die kleiner Kinder, denn mit dem Alter nimmt die Neigung zu gutartigen Reaktionen, zu „produktiven Prozessen“ zu. Konstitutionelle Momente und die Folgen mannigfaltigster Einwirkungen des ganzen Lebens verschlingen sich unentwirrbar, das Ergebnis ist eben die augenblickliche Reaktionsbereitschaft. Besonders wichtig sind natürlich die bleibenden Spuren, die frühere Infekte, spezifische und auch unspezifische, hinterlassen haben.

Oft kann man sthenische und asthenische Typen unterscheiden, wobei freilich immer sehr schwer zu sagen ist, was Ursache und was Folge des Krankheitsverlaufes ist. Über interessante Beziehungen zwischen Typus und Tuberkulose berichtet Neumann[2]: Rotblonde Typen — Landouzy hat nach den Bildnissen der Venetianer vom Type blond Venetien gesprochen — neigen sehr zu Tuberkulose, die aber bei ihnen meist gutartig verläuft. Un-

---

[1] Vgl. u. a. Aschoff, Kongreß f. inn. Med. 1921. S. 13.

[2] W. Neumann: Die Klinik der beginnenden Tuberkulose Erwachsener, I. Wien 1924.

günstig dagegen soll die Tuberkulose beim „Erythrisme partiel" von DELPEUCH sein, bei Leuten mit normalem Kopfhaar und roten Pubertätshaaren, d. h. rotem Barte, roten Achsel- und Schamhaaren. Gewiß sind die meisten dieser Angaben vorerst recht unsicher und nur mit großer Vorsicht verwertbar, aber es ist ein dringendes Anliegen, in dieser Richtung zu lernen und Erfahrungen zu sammeln.

Das gleiche gilt von erbbiologischen Erwägungen. Es kann gar nicht bezweifelt werden, daß es, wie bei vielen anderen Erkrankungen, so auch bei Infektionskrankheiten idiotypisch bedingte Verlaufseigentümlichkeiten gibt, über die wir Aufschlüsse gewinnen können, wenn wir die Erkrankungen in der Familie in möglichst weitem Umfange mit in Betracht ziehen. Hier hat der Hausarzt den größten Vorteil, wenn er auch die Verwandtschaft seiner Kranken kennt und behandelt. Eine möglichst eingehende Anamnese bietet wenigstens einen gewissen Ersatz.

Doch weiter: auch Charakter und Temperament, Einsicht und Vernunft, sind von größter Bedeutung. Wie oft hängt der Verlauf einer Tuberkulose wesentlich davon ab, wie der Kranke sich zu seiner Krankheit stellt, und wie er die notwendigen Eingriffe in seine Freiheit auf sich nimmt! Aber auch Hoffnung, Mut und Spannkraft machen gar viel aus.

Schließlich sind — leider gar zu oft — durch die äußeren Verhältnisse, durch die soziale und wirtschaftliche Lage, die Möglichkeiten der Behandlung allzu beschränkt. Das ist die größte Not, zu wissen, daß Hilfe an sich möglich wäre, daß sie aber nicht geschaffen werden kann!

Mit all diesen Dingen wird die „Persönlichkeitsdiagnose" für die Krankenbeurteilung wahrlich wichtiger als manche kleine Änderung des Perkussionsschalles und als alle Tuberkulinproben.

Andere Überlegungen sind bei der Beurteilung *Magenkranker* notwendig. Denken Sie an den häufigen Fall: es kommt ein Kranker zu Ihnen mit den typischen Schmerzen, früher oder später nach dem Essen oder in der Nacht, sie treten in Perioden auf und sind mit Aufstoßen, Sodbrennen und etwa mit Verstopfung verbunden. Man weiß jetzt, daß diese Beschwerden zunächst mit gewissen Funktionsstörungen zusammenhängen, vor allem mit Spasmen am Pylorus oder in mehr oder weniger ausgedehnten Bezirken an anderen Stellen, jedenfalls oft auch in der

Muscularis mucosae. Sehr häufig ist zugleich die Sekretion der Salzsäure vermehrt. Es besteht also ein gewisser „*Reizzustand*" des Magens, eine Neigung zu motorischer und sekretorischer Funktionssteigerung, eine erhöhte Erregbarkeit, die Schleimhaut und Muskulatur betrifft, wahrscheinlich an übergeordnete Regulationsmechanismen gebunden ist und eng mit der Einstellung des ganzen vegetativen Systems zusammenhängt.

Ich möchte hier einfügen, daß für diese „funktionelle Diagnose" und für die Beurteilung des Reizzustandes die Anamnese von größter Bedeutung ist; aus ihr können wir auch die Momente kennenlernen, die im einzelnen Falle den Reizzustand auslösen. Aus einmaligen Untersuchungen des Mageninhaltes (auch mit der fraktionierten Ausheberung) oder der Motilität im Röntgenbilde kann nicht soviel geschlossen werden, da die Reaktion je nach der Belastung und wesentlich auch nach allgemeinen Einflüssen auf den Kranken ungeheuer wechselt. Was kann die Erregung durch die Untersuchung, was andererseits die Ruhe im Krankenhause ausmachen! Wo die Beschwerden bestehen, eine Störung der Sekretion oder Motilität aber nicht gefunden wird, kann doch immer noch eine gesteigerte Erregbarkeit unter anderen Umständen und nach anderen Reizen in Erscheinung treten. Es mag freilich zuweilen auch eine Überempfindlichkeit, eine vermehrte Erregbarkeit auf sensiblem Gebiete bestehen, bei der schon die normalen Bewegungsabläufe schmerzhaft empfunden werden.

Vielleicht hängt der Reizzustand mit einer gewissen „Gastritis" zusammen; dafür sollen Untersuchungen mit dem Gastroskop sprechen. Allerdings ist es sehr fraglich, ob dieser „Gastritis" wirklich entzündliche Prozesse zugrunde liegen; die meisten Pathologen bestreiten das (Aschoff). Wahrscheinlich ist sie eben der Ausdruck der spastischen Funktionsstörung.

Der Reizzustand kommt zweifellos als rein funktionelle Erkrankung vor, ohne jede organische Erkrankung des Magens oder anderer Organe. Nicht so selten ist es, daß bei den typischen Beschwerden und Funktionsstörungen weder durch die Röntgenuntersuchung noch durch die genaue Betrachtung der operativ resezierten Magenwand irgendein Ulcus nachgewiesen werden kann; das steht zweifellos fest, wenn auch negative Befunde immer nur mit großer Vorsicht verwertet werden können. In diesen Fällen spielen psychogene Momente wohl oft eine gewisse Rolle, aber meistens auf dem Wege über allgemeinere vegetative Einflüsse. Die gewöhnlichen „Magenneurosen" machen viel häufiger ganz andere Erscheinungen.

Nicht selten wird der Reizzustand reflektorisch, etwa von einer Erkrankung der Gallenblase oder auch des Blinddarmes aus ausgelöst („Zweite Krankheit" Rössles) und in anderen Fällen liegt eine Erkrankung des Zentralnervensystems, etwa eine Tabes, zugrunde. Weitaus am häufigsten aber, und das ist nun das allerwichtigste, besteht der Reizzustand zusammen mit einem Geschwür im Magen oder Zwölffingerdarm. Mit den Fortschritten der Röntgentechnik und der Chirurgie haben wir immer mehr gelernt, wie häufig das Ulcus, besonders auch das Ulcus duodeni ist, und bei mancher früheren Magenneurose wurde später ein Ulcus gefunden. Der Zusammenhang von Reizzustand und Ulcus ist von der allergrößten Bedeutung. Man hat die typischen Beschwerden geradezu als „Ulcusschmerzen" bezeichnet; das ist nicht richtig, denn die Schmerzen kommen zweifellos auch ohne Ulcus vor, und der bekannte Satz Moynihams, daß bei Ulcus duodeni die Anamnese alles, die Untersuchung nichts ist, bedarf einer erheblichen Einschränkung. Man hat dann von „Ulcuskrankheit ohne Ulcus" gesprochen; aber ich halte den Ausdruck nicht für gut, denn es gibt eben wirklich Kranke — auch wenn sie vielleicht gar nicht so häufig sind —, bei denen gerade *keine* Erkrankung an Ulcus besteht, und die bedeutungsvolle Frage, ob ein Ulcus besteht oder nicht, sollte nicht durch eine Aushilfsdiagnose verwischt werden.

So wie der Reizzustand ohne Ulcus vorkommt, so gibt es auch gar nicht so selten Ulcus ohne Reizzustand. Gelegentlich erlebt man schwerste Geschwürsblutungen bei Leuten, die vorher nie irgendwelche Schmerzen hatten; ich kenne auch Fälle, in denen bei der Sektion ausgedehnte Magen- oder Duodenalgeschwüre gefunden wurden, obgleich niemals über Beschwerden geklagt worden war.

Es kann also gar nicht bezweifelt werden, daß die Beschwerden und der diesen zugrunde liegende Reizzustand nicht einfach Symptome des Ulcus sind; dem Reizzustande kommt vielmehr im Krankheitsbilde eine gewisse Selbständigkeit zu.

Freilich die Regel ist nun von der allergrößten Bedeutung: je schwerer der Reizzustand ist, je öfter die schmerzhaften Perioden wiederkehren und je länger sie dauern, desto größer ist die Wahrscheinlichkeit, daß ein Ulcus besteht. Der Zusammenhang ist in jeder Hinsicht dem zwischen der Hypertonie und den Veränderungen in den feinsten Arterien zu vergleichen; darauf komme ich später noch zurück.

Nach der Theorie v. BERGMANNS wird uns verständlich, wie aus dem Reizzustand, durch die Funktionsstörungen, ein Geschwür entstehen kann. Andererseits wird aber auch durch Geschwüre der Reizzustand ausgelöst oder unterhalten. Ich zweifle nicht daran, daß diese wechselseitige Abhängigkeit eine große Rolle spielt. Vielleicht ist aber das Dritte noch viel wichtiger: die funktionellen und die anatomischen Alterationen sind koordiniert, beide der Ausdruck einer Störung in den übergeordneten Regulationsmechanismen, eben im „vegetativen Systeme". Daß bei der Genese des Geschwüres noch andere Momente, auch mechanische und toxische, in Betracht kommen, soll keineswegs übersehen werden; es handelt sich hier zunächst nur um den so wichtigen Zusammenhang von Reizzustand und Geschwür. Und auch das soll ausdrücklich bemerkt werden: es gibt gewiß Schmerzen, die unmittelbar durch Geschwüre hervorgerufen werden, vor allem durch tiefgreifende. Wie weit es möglich ist, diese wirklichen Ulcusschmerzen als solche zu erkennen, möchte ich dahingestellt sein lassen.

Aus alledem ergibt sich: wir brauchen sowohl eine funktionelle als auch eine anatomische Diagnose; die eine ist mit der anderen nicht ohne weiteres gegeben. Praktisch ist die funktionelle Diagnose, außer bei einer Magenblutung, meist der erste Schritt in der Krankenbeurteilung, und sie bedeutet vor allem die Aufforderung zur eingehendsten Untersuchung, ob irgendeine organische Veränderung, besonders ob ein Ulcus vorliegt.

Die anatomische Diagnose des Ulcus wurde in letzter Zeit durch die Fortschritte der Röntgentechnik ungeheuer gefördert. Wir lernten erst jetzt, wie häufig Ulcera sind, aber auch, wie oft sie restlos heilen. Auch die Geschwüre „kommen und gehen" (v. BERGMANN), aber der Verlauf dieser „Ulcuskrankheit" braucht mit dem periodischen Wechsel der Beschwerden nicht zusammenzufallen.

So wichtig die Röntgenuntersuchung ist, so schwierig ist sie. Es ist oft überaus schwer, anatomische Veränderungen von rein funktionellen zu unterscheiden. Hier ist auch gewiß das letzte Wort noch nicht gesprochen. Doch das ist der große Gewinn:

wir können jetzt oftmals nicht nur feststellen, ob ein Geschwür besteht oder nicht, sondern wir können den Sitz und, was wohl noch wichtiger ist, Art, Ausdehnung und Tiefe der anatomischen Veränderung feststellen.

Die Bedeutung dieser anatomischen Veränderungen kann nun eine recht verschiedene sein: zunächst können sie rein mechanisch Funktionsstörungen verursachen, etwa eine Geschwürsnarbe eine Pylorusstenose. Mit dem Geschwüre sind ferner gewisse Gefahren verbunden, vor allem die einer Blutung oder einer Perforation. Schließlich führt ein Geschwür, wenn es die tieferen Schichten der Magenwand ergriffen hat, zu irreparablen Gewebsveränderungen, die Heilung wird erschwert, es bildet sich eine Narbe; der normale Funktionsablauf wird an dieser Stelle dauernd gestört, die Blutversorgung ist, wenn Gefäße veröden, etwa nach einer Blutung, gehemmt — kurz, es kann nicht mehr zu der Ruhe und dem Gleichmaße der normalen Vorgänge kommen. Aber nicht selten werden auch andere Organe in Mitleidenschaft gezogen, wenn nicht gar auf dem Boden eines kallösen Ulcus ein Carcinom entsteht.

Ich kann nicht weiter auf diese Dinge eingehen, ich möchte nur darauf hinweisen, daß solche Überlegungen sich an die anatomische Diagnose anschließen, und daß es deshalb für die Krankenbeurteilung ganz entscheidend ist, wie ein Geschwür beschaffen ist, welcher Art und wie ausgedehnt die Veränderungen sind. Daß auch der Sitz des Geschwüres von erheblicher Bedeutung ist, soll nur noch kurz erwähnt werden.

Kaum minder wichtig als die funktionelle und die anatomische Diagnose ist aber schließlich die der Persönlichkeit. Das wird besonders deutlich, wenn wir nach der Entstehung des Ulcus fragen.

Man geht wohl kaum fehl, wenn man zunächst auf Alterationen der Ernährung, der Blutversorgung hinweist. Wie aber kommt es dazu? Wir denken heute in erster Linie an Spasmen, vielleicht vor allem in der Muscularis mucosae, oder auch an Gefäßspasmen, aber was liegt alledem zugrunde? Unregelmäßige Lebensweise, unzweckmäßige Kost, toxische Schädlichkeiten wie die durch Tabakmißbrauch, aber auch Aufregungen und Unruhe mögen häufig eine Rolle spielen, in anderen Fällen vielleicht auch infektiöse Prozesse irgendwo im Körper oder — wohl seltener — traumatische Einwirkungen, aber jedenfalls entsteht doch durch all dies nur bei einem Teil der Menschen ein Ulcus.

Oft sind es zweifellos „nervöse“ Menschen, die an Reizzustand und an Magengeschwür erkranken; junge Mädchen oder Jünglinge im zweiten oder dritten Jahrzehnt, sie sind in mehrfacher Hinsicht leicht erregbar und labil, psychisch sensitiv, neigen sie somatisch zu vasomotorischen Reaktionen, zu Herzklopfen, leiden (dem Reizzustande des Magens koordiniert) an spastischer Obstipation, nicht selten auch an andersartigen spastischen und vasoneurotischen Erscheinungen, etwa an Migräne oder deren Äquivalenten. Einflüsse der Lebensweise, besonders Hast und Unregelmäßigkeit sind sicher von großer Bedeutung, aber auch sie sind vielfach Folgen von Temperament und Charakter. Doch nicht alle Ulcuskranke sind nervös und labil. Oft steht mehr eine gewisse „Asthenie“ im Vordergrunde, bei Männern und Frauen, die von „schwacher Konstitution“ oder auch durchs Leben hart mitgenommen sind, die viel Kummer, viel Unruhe und Arbeitslast und wenig Erholung und Pflege haben.

Schließlich finden wir aber unter unseren Kranken gerade vollblütige, sehr kräftige Menschen, teilweise in vorgerücktem Alter, Ende der 40 oder älter; hier bestehen Beziehungen zu Hypertonie und arteriellen Veränderungen.

Bei alledem spielen natürlich hereditäre Momente eine große Rolle, und gerade hier sehen wir häufig, wie wichtig es ist, über Erkrankungen in der Familie und deren Verlauf möglichst viel zu erfahren.

Es braucht kaum ausgeführt zu werden, daß sich diese Eigenarten auf das bunteste mischen und verbinden; oft erkennen wir unschwer die gekennzeichneten Typen, aber häufig passen die Kranken in keine dieser Gruppen, und nur gezwungen ließen sie sich in sie einreihen. Es wäre ganz verfehlt, wenn man hier einseitig und übertrieben Beziehungen konstruierte, denen eine greifbare Unterlage fehlt; aber die erwähnten Eigenschaften sind bei den Ulcuskranken ohne Zweifel besonders häufig, und es *ist notwendig*, sie *zu unterscheiden* und *zu erkennen*, für die Beurteilung wie für die Behandlung.

Aus dem Gebiete der Erkrankungen des Kreislaufes möchte ich noch kurz die Diagnose der *genuinen Hypertonie* besprechen[1].

---

[1] Vgl. u. a. SIEBECK: Die Beurteilung und Behandlung Kranker mit hohem Blutdrucke. Klin. Wochenschr. 1925, Nr. 5.

Hypertonie, Blutdrucksteigerung ist zunächst der Ausdruck abnormer Vorgänge in den Gefäßen, also eine pathologisch-physiologische oder funktionelle Diagnose. Darüber sind sich heute alle Kliniker einig, daß die Höhe des Blutdruckes von funktionellen Momenten abhängt, von der Einstellung des Vasomotorentonus und von der Arbeit des Herzmuskels. Man muß sich darüber klar sein, was diese „funktionelle Diagnose“ bedeutet. Gerade weil sie an sich so sehr leicht festzustellen ist, muß man sich davor hüten, sie zu überwerten. Sie sagt zunächst wirklich nicht mehr, als daß im Augenblick der Druck im arteriellen Systeme erhöht ist. Es ist wichtig, den Druck wiederholt zu messen, damit man sieht, wie leicht und in welchem Ausmaße er schwankt. Man kann da oft schon während einer Sprechstundenuntersuchung wesentliche Aufschlüsse erlangen. Kann man das häufig wiederholen oder über längere Zeit regelmäßig verfolgen und sog. „Blutdruckkurven“ (FAHRENKAMP) aufschreiben, so ist das gewiß um so wertvoller — aber nachdrücklich muß doch betont werden, daß auch mit alledem nur ein *Symptom* erfaßt wird, das nur im Rahmen des ganzen Krankheitsbildes richtig verstanden werden kann. So selbstverständlich das ist, so notwendig ist es, es zu sagen, weil besonders Fachärzte, und gerade die, die sich mit dieser Frage beschäftigen, dazu verführt sind, die Methode zu überschätzen.

Die Erhöhung des Blutdruckes bedeutet zunächst eine Belastung des Herzens, um so mehr, je höher der Druck und je konstanter er erhöht ist. Ist der Herzmuskel nicht voll leistungsfähig, so kommt es zur Insuffizienz, von den allerleichtesten, kaum erkennbaren bis zu den schwersten Graden. Deshalb ist es für die Beurteilung aller Kranken mit erhöhtem Blutdrucke — ganz ebenso wie für die aller Herzkranken — so überaus wichtig, ein Urteil über die Leistungsfähigkeit des Herzmuskels zu gewinnen. Dazu dient uns einmal die funktionelle Betrachtung des Kreislaufes und dann die Feststellung der Herzgröße, denn jede erhebliche Erweiterung spricht für „myogene Dilatation“, für eine Erschlaffung des Herzmuskels.

Daß jede Funktionsprüfung des Herzens eigentlich eine Funktionsprüfung des Organismus ist, habe ich schon bemerkt. Man muß den Kranken belasten — vorsichtig und verständig — und muß ihn dabei beobachten, mit Kritik und Einsicht. Außer dem allgemeinen Eindruck ist die Reaktion der Atmung mit am wichtigsten. Besonders kommt es aber darauf an — auch das habe ich schon gesagt —, aus der Anamnese zu erfahren, was der Kranke leisten kann und wie er den Anforderungen seines Lebens gewachsen ist.

Daß schließlich alle Stauungserscheinungen in Betracht gezogen werden müssen, versteht sich von selbst.

Bei der Hypertonie kommt es nun ferner auf die Störungen im arteriellen System an, auf Alteration der Durchblutung in den verschiedenen Organen, im Herzmuskel, in den Nieren, im Gehirn, in den Augen, in der Bauchspeicheldrüse usw. Alle diese Störungen können zunächst *rein* funktionelle sein, meist entwickeln sich aber organische Veränderungen in den Arterien und in den Geweben. Wir beurteilen all das, abgesehen von den sichtbaren Veränderungen im Augenhintergrunde, nach den Funktionsstörungen, nach krankhaften Erscheinungen, die auf einen Ausfall hinweisen; die überaus wichtige Frage nach der Art und Schwere der anatomischen, irreparablen Veränderungen können wir wesentlich nur nach der Art und vor allem auch nur nach der Dauer der Funktionsstörungen beantworten. Wo aber immer eine länger dauernde Hypertonie besteht, und wo immer ein Hypertoniker dauernd Eiweiß im Urin oder etwa einen Diabetes hat, da kann man stets organische Veränderungen in den entsprechenden Gefäßgebieten annehmen. Ein rasch vorübergehender cerebraler Insult, etwa eine nur wenige Augenblicke anhaltende Aphasie, kann lediglich durch einen Gefäßkrampf bedingt sein — freilich meist ist die Gefäßwand dabei alteriert; dauert das gleiche Stunden oder Tage, so muß man auf eine Zerstörung des Gewebes durch Apoplexie oder Ischämie schließen.

Die anatomische Diagnose wird also an die funktionelle angeschlossen. Ich erinnere an den Zusammenhang von Magengeschwür und Reizzustand; denn ganz ebenso liegen die Verhältnisse hier: es gibt Hypertonie ohne organische Veränderungen und organische Veränderungen ohne Hypertonie. Man muß nicht nur bedenken, was Romberg so nachdrücklich betont, daß Arteriosklerose der größeren Gefäße und Hypertonie etwas ganz Verschiedenes ist, auch die Veränderungen in den Arteriolen und in den Geweben entsprechen durchaus nicht immer der Höhe des Blutdruckes, selbst dann nicht, wenn dieser nach längerer

Beobachtung beurteilt wird. Nur so viel kann man sagen — genau wie am Magen: je höher der Druck ist, je länger und je konstanter er hoch ist, mit desto größerer Wahrscheinlichkeit weist das auf organische Veränderungen hin.

Und auch das ist hier wie auf jenem anderen Gebiete: die Funktionsstörung, der hohe Druck begünstigt die Entwicklung organischer Alterationen und diese wiederum tragen dazu bei, daß der Druck erhöht bleibt. Schließlich sind gewiß auch hier übergeordnete Momente in der Genese von der größten Bedeutung.

Das führt mich auf den letzten Punkt bei der Beurteilung Kranker mit Hypertonie, auf die Frage nach der Entstehung. Wir wissen einiges über die konstitutionelle Grundlage, über infektiöse oder toxische Momente, besonders Lues, Blei, Tabak, Alkohol, über Einflüsse der Lebensweise, vor allem Unregelmäßigkeit und Unruhe, Kummer und Sorgen. Es leuchtet ein, daß daraus für den Arzt die Aufgabe entsteht, die Persönlichkeit des Kranken, seine Lage und seine Lebensweise zu erfassen. Angaben über die Familie sind von höchstem Werte, denn wir wissen, eine wie große Rolle die Heredität spielt. Ferner ist auf die Bedeutung des Alters und des Geschlechtes hinzuweisen, auf die Drüsen mit innerer Sekretion, deren Zusammenspiel so gewaltige Einflüsse auf die ganze Persönlichkeit hat, auf die psychische Haltung des Kranken und auf seine Einstellung zum Leben und zur Krankheit — all das ist von größter Wichtigkeit für die Beurteilung des Hypertonikers.

Oft spielt Neurotisches eine große Rolle. Immer muß sowohl die Frage nach psychogenen wie auch die nach somatischen Momenten eingehend erwogen werden; das eine schließt das andere niemals aus.

Anhangsweise möchte ich nur mit ein paar Worten auf die Diagnose der „*Schrumpfniere*" eingehen, die bei Kranken mit Hypertonie sehr oft gestellt und leider auch den Kranken mitgeteilt wird. Ich meine aber, man müßte diese anatomische Diagnose — nicht nur des üblen Eindruckes wegen, sondern auch aus prinzipiellen Gründen — für die Fälle vorbehalten, in denen man Grund hat, schwerere Veränderungen in den Nieren anzunehmen. Auch wenn schließlich die Übergänge fließende sind, so kann man nicht wohl von einer Schrumpfniere reden, wenn ein paar vereinzelte Glomeruli verödet sind, was bei höherem Alter doch überaus häufig festgestellt werden kann.

Ein Urteil über die Veränderungen in den Nieren ergibt sich einmal aus der Entstehung und dem Verlaufe der Erkrankung und dann aus den Erscheinungen. Eine Nephritis in der Anamnese weist auf chronische Glomerulonephritis, auf „sekundäre Schrumpfniere" hin, eine Erkrankung, bei der das arterielle System eine hervorragende Rolle spielt. Die infektlös-entzündliche Genese steht ganz im Vordergrunde. Entwickelte sich das Krankheitsbild von Anfang an schleichend, ohne daß eine „Nephritis" deutlich in Erscheinung trat, so neigt man zu der Diagnose „genuine Schrumpfniere", also zu der Annahme einer Erkrankung, die der Hypertonie sehr viel näher steht. Ich glaube nicht, daß prinzipielle Gegensätze bestehen, immer liegt eine Erkrankung des arteriellen Systems vor; freilich sind Intensität, Ausdehnung und Entwicklung der Prozesse sehr verschieden[1].

Für unsere Vorstellungen über die anatomischen Veränderungen in den Nieren und damit für die Diagnose Schrumpfniere kommt es nun aber wesentlich auf die Alterationen der Nierenfunktion an. Ich selbst rede nur dann von Schrumpfniere, wenn „Niereninsuffizienz" besteht, d. h. wenn die Variabilität der Harnsekretion deutlich eingeengt ist; Verlust des Konzentrationsvermögens und Stickstoffretention sind die wichtigsten Zeichen dafür. Es kommt natürlich schließlich auf die Bestimmung des Begriffes an; aber wenn wir ihn in der angegebenen Weise begrenzen, so deckt er sich mit dem Begriffe der Schrumpfniere in der alten, klassischen Klinik der pathologisch-anatomischen Epoche. Das scheint mir von Vorteil, während ich nicht fürchte, daß die „arteriosklerotische" und „arteriolosklerotische Schrumpfniere" dabei zu sehr vernachlässigt werden.

Es wäre sehr verlockend, noch ein letztes Gebiet hier zu behandeln, das der Neurosen und Psychopathien. Auf diesem Grenzgebiete der diagnostischen wie überhaupt der ärztlichen Aufgabe haben „Krankheitsdiagnosen" kaum einen Wert, ganz entscheidend kommt es auf die Beurteilung der Persönlich-

---

[1] Vgl. SIEBECK, Klin. Wochenschr. 1927, Nr. 8.

keit und ihrer somatischen und psychischen Eigentümlichkeiten an[1].

Es ist wichtig, daß das Psychische und das Somatische aufs engste verbunden sind, daß beide als Äußerungen der einen Persönlichkeit, als Zeichen im Wesen einheitlicher Lebensvorgänge aufgefaßt werden müssen. Besonders deutlich ist das bei dem, was man „Organneurosen" zu nennen pflegt, etwa bei Magen- oder Herzneurosen. Was ist da somatisch durch irgendeine Organminderwertigkeit bedingt, was psychisch durch irgendein Erlebnis, das in der abnormen Organfunktion seinen Ausdruck findet? Nur durch eine sorgfältige Analyse des einzelnen Falles kann man hier bis zu einer schließlich unübersteigbaren Grenze vordringen. Die unmittelbaren Anlässe der deutlichen Erkrankung sind oft psychische. Aber auch bei der Entstehung ist Psychisches und Somatisches fest verschlungen. Bei einer gewissen „nervösen" Unruhe, etwa bei starker beruflicher Inanspruchnahme, die nicht ohne Verdruß, Ärger, Unruhe und Hast abläuft, treten Magenbeschwerden auf, die im Urlaub sofort wieder verschwinden, ohne irgendeine Behandlung. Wie weit ist hier der Anlaß psychisch bedingt, wie weit somatisch, vor allem durch hastiges und unregelmäßiges Essen, durch Mangel an Ruhe — was alles nun wieder eng mit der psychischen Haltung zusammenhängt!

Und weiter: Wie oft finden wir bei Neurotischen ein Magengeschwür oder Hypertonie und Arteriosklerose! Die Frage nach organischen Veränderungen muß deshalb bei allen diesen Kranken mit größter Sorgfalt geprüft werden.

Nur Eines möchte ich noch kurz bemerken: man darf bei der Aufklärung psychogener Momente nicht gar zu rasch befriedigt sein. Nur selten sind die Zusammenhänge „einfach" aufzudecken und zu verstehen. Selbst die berühmten „Begehrungsvorstellungen" der Rentenneurotiker sind kaum die letzte Quelle des Krankseins; der unmittelbare „Krankheitsgewinn" ist meist nur sehr gering. Auch hier spielen sicher ältere und tiefere Tendenzen eine große Rolle: unbefriedigtes Geltungsbedürfnis, Enttäuschungen an sich selbst und am Schicksal. (Natürlich ist auch mit solcher Einsicht ein Anlaß zu Berentung durchaus nicht gegeben.)

---

[1] Vgl. KURT SCHNEIDER: Die psychopathischen Persönlichkeiten, in Aschaffenburgs Handbuch der Psychiatrie. Leipzig und Wien 1923.

Doch es würde zu weit führen, auf all die so wichtigen Fragen, die hier gestellt sind, einzugehen. Es sei genug der Beispiele, an denen ich ja nur zeigen wollte, was ich grundsätzlich meine. Es ist zunächst dieses: die Diagnose durch eine mehr oder weniger einfache Krankheitsbezeichnung muß ergänzt werden durch ein System von Fragen und Antworten, von Aussagen über den einzelnen Kranken. Ich habe vier Richtungen angegeben, die durch die vier Fragen bezeichnet werden können: welches sind und was bedeuten für den Kranken

1. die Ursachen und Anlässe der Erkrankung,
2. die Funktionstörungen,
3. die anatomischen Veränderungen in den verschiedenen Organen und Geweben,
4. die somatischen und psychischen Eigentümlichkeiten der erkrankten Persönlichkeit und ihre Lage im Leben.

Mit der „Krankheitsdiagnose“ wird die eine oder andere dieser Fragen in gewissem Sinne beantwortet; welche es ist, das hängt davon ab, welche Seite des ganzen Krankheitsbildes im Vordergrunde steht oder von uns in den Vordergrund gestellt wird — je nach unserer Einstellung, nach der praktischen Bedeutung und schließlich je nach dem Stande unserer Kenntnisse. Mit dem System von Fragen und Antworten schreiten wir fort zu einer systematischen, nach bestimmten Überlegungen geordneten Krankenbeurteilung — von der „Krankheitsdiagnose“ zur „Individualdiagnose“. Für diese ist die vierte Frage, die nach der Persönlichkeit und ihrer Lage, von besonderer Bedeutung. Freilich sollte auch sie nicht nur nach dem „Eindruck“ und mit Redensarten beantwortet, sondern sachlich und sorgfältig mit passenden Methoden bearbeitet werden. Hier liegt ein weites Gebiet offen vor uns, das zwar dem ganz auf unsere heutige Naturwissenschaft eingestellten Arzte für wissenschaftliche Bearbeitung ferner liegt, auch wenn es nicht jeder, wie zu Unrecht behauptet wird, am Krankenbette übersieht.

Fragen der Erbbiologie lassen sich mehr und mehr auch in der Medizin mit zuverlässigen Methoden erfassen; ich erinnere an die Zwillingsforschung, die aber außer auf den Körperbau vor allem auch auf die *Funktion* gerichtet sein muß. So kann es durch Sammlung eines großen Materials gelingen, immer mehr idiotypische Merkmale und Bedingtheiten aus dem komplexen Zusammenhang des Produktes von ererbter Anlage und Erlebnissen herauszuheben.

Jede Erkrankung ist nur eine Episode im Leben des Kranken; ich habe von der Bedeutung der Anamnese ausführlich gesprochen. Krankheiten hinterlassen Spuren von größtem Belange bei allem, was den Menschen später trifft. Besonders infektiöse Prozesse alterieren die Reaktionsbereitschaft des Organismus, wohl kein Erwachsener dürfte „unversehrt" sein. Wir haben heute kaum in bescheidenstem Maße die Möglichkeit, diese Verhältnisse zu beurteilen, aber wir müssen wenigstens aufgeschlossen sein für diese ungelösten Fragen.

Zur Erforschung der psychischen Seite der Persönlichkeit sind uns durch die Ansätze der „Charakterologie" und die von der Psychotherapie genährte Psychologie wichtigste neue Methoden geboten. Sie sind von größtem Werte, wenn man sich vor den Einseitigkeiten und Übertreibungen hütet, die anscheinend gerade den bedeutendsten Wegbereitern eigentümlich sind.

Ferner weise ich auf die Beziehungen zwischen Krankheit und Lebensgestaltung hin. Was bedeutet Lebenshaltung, Beruf und Arbeit, Haus und Familie für den Kranken, und was bedeutet die Erkrankung, gerade in der besonderen Lage, für Arbeit und Beruf, für die wirtschaftlichen und sozialen Verhältnisse. Der Kranke ist ja nicht nur für sich allein, er ist ein Glied der Gesellschaft. Auch die hier angedeuteten Zusammenhänge beschäftigen uns im höchsten Maße, heute um so mehr, wo die sozial-ärztlichen Aufgaben uns so nachdrücklich auf sie hinweisen.

Doch ich kann nur mit den wenigen Worten diese Probleme andeuten, die einer viel eingehenderen Behandlung dringend bedürften.

3.

Krankenbeurteilung ist nun nicht nur theoretische Erkenntnis, sie hat vielmehr eine eminent praktische Aufgabe, sie dient einem ganz bestimmten Zwecke, sie muß zu Ergebnissen führen. Ich habe schon darauf hingewiesen: wie der Kranke gestellt, in welcher Weise und in welchem Maße er beeinträchtigt sei, was er zu erwarten habe — das sind die Fragen, deren Beantwortung von uns verlangt wird. Dahin gehören Aussagen über die Leistungsfähigkeit, über Notwendigkeit und Möglichkeit der Behandlung, über die Schwere der Krankheit, und schließlich, was damit zusammenhängt, über die weitere Zukunft.

Auch hier muß ich mich mit ein paar allgemeinen Andeutungen begnügen.

Die Frage nach der Leistungsfähigkeit spielt heute eine besondere Rolle, wenn der Arzt Gutachten erstatten soll für öffentliche oder private Wohlfahrtseinrichtungen. Hier gerade zeigt sich, daß die Bedeutung der Lebensverhältnisse in vollem Umfange berücksichtigt werden muß. Die Arbeitsfähigkeit kann schlechterdings nicht nur nach irgendwelchen „Funktionsprüfungen" beurteilt werden, sondern vor allem nach einer möglichst eingehenden Beobachtung des Kranken, womöglich in seinem alltäglichen Leben, bei seiner Arbeit — oder wenigstens unter einigermaßen entsprechenden Bedingungen. Es scheint mir dringend notwendig, daß der Arzt, soweit das möglich ist, Fabriken und Arbeitsplätze, aber auch Hof und Feld aufsucht, um sich eine Vorstellung zu bilden von dem, was da verlangt wird. Nicht weniger soll er sich in den Häusern umsehen, um die Lasten und Mühen der Frauen und Mütter kennenzulernen. Der Arzt soll mit offenen Augen durchs Leben gehen, um möglichst gründliche Einblicke in die Menschen und die Verhältnisse zu gewinnen.

Die letzte Aufgabe der Krankenbeurteilung ist die Aussage über den weiteren Verlauf der Krankheit, über die Zukunft des Kranken. Man bezeichnet das als „*Prognose*", und wie wir zwischen Krankheits- und Individualdiagnose unterschieden haben, so können wir auch von einer Krankheits- und von einer Individualprognose reden.

Die Krankheitsprognose ist durch die Ergebnisse und Erfahrungen der klinischen Medizin mit der Krankheitsdiagnose gegeben. Man weiß, daß bei einer Pneumonie, einer akuten Nephritis, die und die Ausgänge vorkommen, daß bei Herzleiden mit diesem oder jenem Verlaufe gerechnet werden muß, man weiß, daß ein nicht zu entfernendes Carcinom schließlich zum Tode führt, daß eine Schrumpfniere nicht heilbar ist. Aber mit alledem ist nur ein ziemlich weiter Rahmen gegeben, der nun im einzelnen Falle ausgefüllt werden muß. Wird *diese* akute Nephritis heilen oder in eine Schrumpfniere übergehen? Was spricht für die eine oder andere Möglichkeit, mit welcher Wahrscheinlichkeit kann Heilung hier erwartet werden?

Das führt zu der Frage, ob die Erkrankung schwerer oder leichter sei. Art und Ausdehnung der anatomischen Veränderungen und der Grad der Funktionsstörungen, Komplikationen und nicht zuletzt die Persönlichkeit des Kranken mit ihrer Geschichte und ihrem Lebenskreise sind zu berücksichtigen. Wichtigste Anhaltspunkte gibt oft der Verlauf, das Ergebnis der Behandlung. Nach dem Aufwande der Therapie, der zum Erfolge notwendig ist, kann man vielfach die Schwere der Erkrankung beurteilen — etwa nach der erforderlichen Menge der Digitalis den Grad der Herzinsuffizienz[1].

Je genauer wir den einzelnen Kranken kennen, desto eher werden wir auch den Ausgang beurteilen können. Freilich muß man sich darüber klar sein: wir können fast immer nur von Möglichkeiten und Wahrscheinlichkeiten reden, mit denen gerechnet werden muß — Sicherheit gibt es nur selten, und wohl nur da, wo keine Aussicht mehr besteht. Aber selbst in hoffnungslosen Lagen sei man sich der Grenze des eigenen Urteiles bewußt. Man kann sich täuschen. Selbst bei einer Operation kann ein gutartiger Tumor für ein inoperables Carcinom gehalten werden! Darum sei man vorsichtig; „dum spiro spero", das ist auch für den Arzt im allgemeinen eine gute Maxime. Man soll die Hoffnung nicht zu früh aufgeben. Freilich darf das nicht zu törichten und völlig nutzlosen Bemühungen gegen ein unabänderliches Schicksal führen.

Aus alledem geht schon hervor, daß der Arzt sich nicht die Rolle eines Propheten anmaßen soll.

Schließlich noch ein Wort über die Mitteilungen an den Kranken. Was soll der Arzt von der Diagnose und Prognose sagen? Auch hier ist die Hauptsache, daß man den Kranken kennt, daß man Verständnis dafür hat, was er zu wissen braucht und was er ertragen kann. Man sei im allgemeinen lieber zurückhaltend. Das beste ist, wenn der Kranke sich dem Arzte anvertraut, wenn er sich von ihm führen läßt, ohne „Erklärungen" zu verlangen. Das zu erreichen, muß das Bemühen jedes guten Arztes sein. Aber es geht nicht immer. Doch hüte man sich vor einfachen Scheinerklärungen und mißverständlichen Worten! Es ist dann

---

[1] Vgl. z. B. A. Fraenkel und Doll, Arch. f. klin. Med. Bd. 143, S. 65. 1923.

schon zweckmäßiger, die Zusammenhänge etwas eingehender darzustellen, wobei das schwer Übersehbare und schwer Verständliche als solches deutlich zum Ausdrucke kommen kann. Jeder Uneinsichtige sieht alles viel „einfacher“ als es in Wirklichkeit ist; das ist aber für den Kranken nicht gut, denn es führt leicht zu schwerem Irrtum.

Eine überaus schwierige Frage ist es, wie weit man eine schlimme Prognose aussprechen soll. Auch hier kommt alles auf die Persönlichkeit des Kranken und seine Lage an, doch kann man wohl nicht vorsichtig genug sein! Eine Lüge, wo es sich um Leben und Tod handelt, ist etwas höchst Bedenkliches — aber schließlich muß der Arzt mit anderen Lasten auch diese tragen, denn das Wohl des Kranken muß ihm über alles gehen — das ist sein Beruf. Freilich darf dies Wohl nicht allzu oberflächlich und äußerlich verstanden werden. Hier zeigt sich die Grenze der ärztlichen Aufgabe, und ein wirklich einsichtiger und verständiger Arzt wird diese Grenze achten und wird auch die Ehrfurcht vor dem, was jenseits von ihr liegt, nicht verlieren.

Krankenbeurteilung ist eine schwere Aufgabe, deren Erfüllung oft allzu enge Schranken gezogen sind. Wir wollen uns der Grenzen bewußt sein, aber wir wollen dadurch nicht zweifelnd, schwankend, unentschlossen werden — das wäre eine schlechte Haltung —, sondern wir wollen in den uns gesetzten Grenzen, wie es eben geht, gewissenhaft und sorgfältig, aber auch entschieden und bestimmt urteilen, um handeln zu können.

III. Über Krankenbehandlung.

Diätetik und Arzneibehandlung.

Wenn ich hier etwas über Krankenbehandlung ausführen möchte, so kann es nicht meine Absicht sein, Rezepte oder Verordnungen mitzuteilen oder Anweisungen zu geben, wie man sich in dieser oder jener Lage verhalten soll — das alles ist im klinischen Unterricht und in Lehrbüchern zu finden, mir liegt vielmehr daran, die prinzipielle Einstellung und Richtung zu zeigen, die ich für notwendig halte und die heute vielleicht mehr denn je begründet und besprochen werden muß, weil so vielerlei Anregungen und Versuchungen an den Arzt herantreten und weil seine Aufgabe heute eine besonders schwere ist, auch wenn man, wie wir es wollen, von den naheliegenden wirtschaftlichen und sozialpolitischen Schwierigkeiten absieht. Ich möchte auch nicht eine Theorie der ärztlichen Haltung oder ein System der Medizin entwickeln, ich will vielmehr rein praktisch besprechen, wie wir unsere Aufgabe zu verstehen haben und welche Möglichkeiten sich uns bieten.

Ich möchte an ein Wort von SHAKESPEARE anknüpfen. Im Wintermärchen, in der entzückenden Szene des Schäferfestes: Perdita bindet Blumen zum Kranze und verschmäht die künstlich gezüchteten Blutnelken und Liebstöckel, weil ihr Bauerngarten sie nicht trage, „weil zuviel Kunst an ihnen“, da entgegnet ihr der weise Polyxenes:

> Sei's,
> Doch wird Natur durch keine Art gebessert,
> Schafft nicht Natur die Art.

Und von der Kunst, die diese schönen Blumen entstehen läßt, sagt er:

> Dies ist 'ne Kunst,
> Die die Natur verbessert oder ändert,
> Doch diese Kunst ist selbst Natur.

Man könnte leicht das Gleichnis vom Gärtner weiterspinnen: wie der Gärtner die Pflanzen stützt und bindet, schützt und pflegt und schlechte Triebe schneidet, so muß der Arzt für seine Kranken sorgen, mit Kost und Arzenei und allerlei Eingriffen, und es liegt viel an der Art dieses Tuns. Aber, das ist vor allem so wichtig: wie Wachstum und Heilung an die Natur gebunden sind, so muß auch die schaffende Kunst selbst Natur sein. Ich meine, das müßte man sich als Arzt immer wieder sagen: es gibt eine Kunst, die die Natur ändert, bessert, oder die sie wiederherstellt, die Krankheit überwindet, aber diese Kunst ist selbst Natur! Natur, wie wir sie in einer blühenden und fruchtbaren Naturwissenschaft immer mehr zu verstehen suchen, aber auch und vor allem in dem großen und weiten Sinne, der am schönsten aus Goethes Fragment über die Natur zu uns spricht.

Doch sogleich entsteht uns eine gewisse Schwierigkeit: wie soll diese Kunst-Natur lehrbar und lernbar sein? Zu lehren und zu lernen sind Regeln und Sätze, Krankheitsbegriffe, Diagnosen, auch allerlei Verordnungen und Handgriffe — alles unentbehrlich und notwendig; ich möchte das ganz ausdrücklich betonen. Es wäre ganz unverantwortlich das zu übersehen: durch die Diagnose des Typhus können weitere Erkrankungen verhütet werden, ein Herzkranker kann mit Digitalis gebessert, eine früh erkannte Krebsgeschwulst kann oft durch Operation entfernt werden — und es ist schlimm, wenn solches vom Arzt versäumt wird.

Was wir als Medizin lehren und lernen, das ist Arbeit und Überlieferung von Generationen und Jahrhunderten. Ratio und Empirie, Vernunft und Erfahrung sind die Stützen — oft mißverstanden und gegeneinander ausgespielt, aber beide unentbehrlich, denn eins ohne das andere ist im Grunde gar nicht möglich.

Die Geschichte der Medizin zeigt deutlich, wie sich Vorstellungen und Gebräuche ablösen, wie leicht Lehrmeinungen erstarren und wie sie dann durch neue, radikale Gedanken erschüttert werden[1].

Auch wir stehen in diesem Strome der Zeit, stolz auf unsere Errungenschaften, oft vielleicht auch gehemmt und beschränkt,

---

[1] Vgl. vor allem das ausgezeichnete Buch von J. PETERSEN: Hauptmomente in der geschichtlichen Entwicklung der medizinischen Therapie. Kopenhagen 1877.

weil wir allzuviel Einzelheiten zu sehen gelernt haben. Und wenn wir heute mehr können und wissen, als frühere Generationen, so sollen wir doch nicht vergessen, daß es gewiß auch früher gute und vielleicht bessere Ärzte gab. Wir können daraus nicht den Schluß ziehen, daß unsere Medizin nicht gut und nicht nötig sei, *wir* haben sie und brauchen sie, Versäumnisse sind Schuld, aber, das zeigt uns jeder Blick in die Geschichte der Medizin: der *gute* Arzt hat *noch* etwas anderes als die Medizin seiner Zeit.

Und sehen wir um uns, hören wir gute Ärzte über ihre Erfahrungen: der eine rühmt dies, der andere jenes, wie verschieden wird behandelt, und wie wenig unterscheiden sich oft die Erfolge!

In jedem guten Arzte fügen sich Kenntnisse und Erfahrungen zu einem Ganzen zusammen, aus dem in der Krankenbehandlung wieder ein Ganzes wirklich wird. Jeder kann nur in seiner Eigenart gut behandeln, alle Vorschriften und Anweisungen müssen aus einem Ganzen kommen und zu einem Ganzen werden. Nur zum Teil, vielleicht nur zum kleinen Teil ist der Arzt sich dieser Zusammenhänge bewußt, der Reichtum des Genies liegt unter der Schwelle des Bewußtseins.

Der gute Arzt wirkt als Persönlichkeit, als „Person" (von personare), durch die etwas „hindurchtönt", von der großen Kunst, die „selbst Natur" ist.

Was aber kann und soll der angehende und junge Arzt dazu tun, ein „guter Arzt" in diesem Sinne zu werden?

Zweierlei erscheint mir vor allem nötig: zunächst muß er viel lernen; er muß kennen und verstehen lernen die normalen und krankhaften Vorgänge im Organismus. Diese Grundlage ist der unverlierbare Gewinn der „physiologischen Heilkunde". Freilich haben sich unsere Anschauungen seit GRIESINGER und WUNDERLICH, seit FRERICHS und TRAUBE gewandelt und gewaltig entwickelt. Wir sehen nicht mehr nur auf einzelne Organe, die Nieren, das Herz u. dgl., wir achten vor allem auf ihr Zusammenspiel, auf die Zusammenhänge im Organismus. Wir wissen, daß die Krankheit eben nicht nur in *einem* Organ lokalisiert, sondern daß der ganze Organismus beteiligt und ergriffen ist. Auch wenn unsere Einsichten in die Art der Zusammenhänge trotz viel gebrauchter Worte vom nervösen und hormonalen vegetativen System und von der Ionenkonstellation noch recht wenig tief und gründlich sind, so bedeutet es doch schon einen großen Fortschritt, daß die Frage danach aufgetaucht ist und nicht mehr überhört werden kann.

Und weiter: wir haben gelernt, daß körperliche und seelische Vorgänge aufs innigste zusammenhängen. Die Wechselwirkung von Triebleben und vegetativen Funktionen, Einflüsse von Vorstellungen und Affekten auf die Funktion des Magens, des Kreislaufes, des Wasserhaushaltes sind aufgedeckt worden, und was andererseits Organstörungen für die Psyche und für die Entwicklung der Persönlichkeit bedeuten, wird mit Erfolg bearbeitet.

Mit alledem sehen wir den „kranken Menschen“ in größeren Zusammenhängen, als ein Glied seiner Familie, mit Segen und Last von den Vorfahren, wir sehen ihn in seiner besonderen Lage, gebunden an sein Schicksal, das er sich schafft und von dem er doch selbst geformt wird — in viel weiterem Umfange sind die Gestalten des Lebens für unser Arztsein wichtig geworden.

Um das auszudrücken, hat man gesagt, der Arzt habe es mit dem „ganzen Menschen“ zu tun; aber nur auf dem Hintergrunde, auf dem es entstanden ist, hat das Schlagwort Berechtigung und Bedeutung: im Gegensatz zu der *einseitigen* Organpathologie, wo der Kranke *nur* nach dem Herzen beurteilt oder *nur* auf den Magen behandelt wird, sollte es das Bedürfnis nach umfassenderen Begriffen und Vorstellungen wecken. Daß dieses „Ganze“ nicht auf eine einfache Formel geht, daß es ungeheuer vielgestaltig und oft in sich gespalten und zerrissen ist, daß es nie „ganz“ begriffen und erfaßt werden kann, das braucht kaum gesagt zu werden.

Es kann gar nicht bezweifelt werden, daß all diese Zusammenhänge für den Arzt von größter Wichtigkeit sind. Und wenn oft die Problematik uns allzu deutlich und bedenklich wird, wenn die Gefahr, sich in Konstruktionen und Redensarten zu verlieren, heute noch so groß ist, es gibt doch sichere und bedeutungsvolle Kenntnisse, die der Arzt einfach braucht und die die heranwachsende Generation lernen muß.

Das ist die eine Grundlage: ein möglichst umfassendes Wissen und Verstehen der Lebensvorgänge im weitesten Sinne, beim Gesunden und Kranken. Und dann das andere, was für die Ausbildung und Entwicklung des Arztes nicht minder wichtig ist: ausgestattet mit möglichst großen Kenntnissen, muß er sich aufs genaueste und eingehendste mit dem *einzelnen* Kranken beschäftigen. Unermüdlich muß er sich bemühen, die Zusammenhänge hier aufzudecken — mit allen verschiedenen Methoden, mit dem Blicke für das Einzelne *und* für das Ganze. Nur dann kann der Arzt wirklich lernen.

Ich höre den Einwand: wie sollte das beim vielbeschäftigten Kassenarzt möglich sein! Seine schwierige Situation muß gewiß zugegeben werden, aber dennoch kann man notwendige Anforderungen nicht unterdrücken, weil die Organisation und die Lage des Standes ihnen nicht entspricht; überdies haben gerade junge Ärzte meist Zeit genug. Auch wenn man viele Wunden und manche Halsentzündung kurz zu behandeln sich gewöhnen muß, so soll man doch sich vorsehen, daß man in der Gründlichkeit geübt bleibe, und an jedem Kranken aufklären, was aufzuklären ist.

Lernen und sich üben, das ist die große Aufgabe des angehenden Arztes, die *eine* Voraussetzung für ärztliches Tun, das nur auf dem Boden einer zeitlich gebundenen Medizin, mit allem Wissen und Können der Zeit sich voll entfalten kann. Aber wie es in allen Epochen gute Ärzte gab, die immer ein Geschenk des Himmels waren, so hat der ärztliche Beruf auch eine zeitlose Voraussetzung, die Berufung, die Gabe. Ich möchte hier nicht reden von dem, was der Arzt braucht: außer dem umfassenden und tiefschauenden Interesse für die Vorgänge in der Natur, besonders der belebten, den aufgeschlossenen Sinn für alles Menschliche, Teilnahme am Schicksal des Anderen, ein offenes und warmes Herz, aber auch klaren Verstand, Gedächtnis — feste Entschlußkraft und Entschiedenheit, bei aller Beweglichkeit Bestimmtheit, Zielsicherheit und Zuverlässigkeit —, er muß nicht nur hören und sehen, sondern auch reden und handeln können, muß empfindsam *und* energisch sein.

Es ließe sich sehr viel darüber sagen; nur auf eines möchte ich noch hinweisen: Nicht leicht erfährt jemand soviel Menschliches und Allzumenschliches wie der Arzt. Daß, was er hört, bei ihm verschlossen sein muß, versteht sich von selbst — aber der Arzt trägt damit oft eine schwere Last und vielleicht ist es für niemanden so schwer wie für ihn, den Weg zu gehen zwischen Illusion und Skepsis, zwischen Übermut und Verzweiflung.

Doch statt weiter solchen Betrachtungen nachzuhängen, wollen wir einmal auf das Tun und Treiben des guten Arztes achten. Was geschieht da eigentlich, wenn der Kranke ihn ruft oder aufsucht?

Der Kranke sehnt sich aus seiner Lage heraus, will gesund werden, dem Leben, der Arbeit, dem Berufe gewachsen; der Arzt soll ihm dazu verhelfen, der Kranke vertraut sich ihm an. Ein gewisses Maß von Vertrauen des Kranken wird bei jeder ärztlichen Betätigung vorausgesetzt; zugleich ist aber damit dem Arzt die große Aufgabe gestellt, Vertrauen zu gewinnen.

Was das Vertrauen des Kranken bedeutet — nicht etwa nur bei „Nervösen" und Empfindsamen —, das kann nicht wohl überschätzt werden. Wir wissen ja, daß auch bei organischen Leiden psychische Einflüsse die allergrößte, oft entscheidende Rolle spielen, vor allem aber, wie sollten die nötigen Vorschriften richtig durchgeführt werden, wie sollte der Kranke sich den oft schweren Eingriffen in sein Leben fügen, wie sollte er Ruhe im Krankenlager und Sicherheit in der Lebensführung finden, wenn er kein Vertrauen zum Arzte hat!

Ich möchte es ausdrücklich betonen, so wichtig die unmittelbare Wirkung von Suggestion und Übertragung und die Lösung von allerlei Komplexen und Konflikten unbedingt sein können — es geht hier auch noch um ganz anderes. Man glaubt es oft kaum, wie sehr der Verlauf einer Tuberkulose abhängt von der Persönlichkeit des Kranken, von seiner Geduld und Ausdauer, von der Energie, mit der er allerlei Verlockungen widersteht und vernünftige Vorschriften befolgt, aber auch von klarer und ruhiger Einsicht in seinen Zustand; mit psychischen Einflüssen sind auch somatische eng verbunden. Um so mehr aber wird der Arzt in alledem erreichen, je mehr er das Vertrauen des Kranken gewonnen hat. Es handelt sich hier durchaus nicht um irgendein Beiwerk, sondern wirklich um den Mittelpunkt der ärztlichen Aufgabe.

Wie aber soll der Arzt Vertrauen gewinnen? Es gibt unendlich viele Methoden: der eine macht es mit dem Auge, der andere mit der Hand; dieser mit einem Rezept, jener mit irgendeinem anderen Symbol. Doch so offenkundig die Erfolge mancher mehr oder weniger bewußten Charlatanerien sind, so muß doch dringend vor jeder Unsachlichkeit gewarnt werden. Sachlich ist aber nur aufrichtige und ehrliche Arbeit, die sich ihrer Tragweite und ihrer Grenzen bewußt ist.

Das erste und wichtigste scheint mir zu sein, daß der Arzt sich gründlich und gewissenhaft mit dem Kranken beschäftigt, daß er mit Verständnis auf ihn eingeht, daß er ihn mit ruhiger Sorgfalt und mit aller Rücksicht behandelt, daß er klar und bestimmt seine Auskunft und seinen Rat erteilt. Die meisten Kranken haben ein sehr feines Empfinden dafür —, man muß sich immer wieder klarmachen, daß die Situation für den Arzt die alltäglich gewohnte ist, für den Kranken aber eine besondere, gespannte, voll Erwartung und Hoffnung, in der auf jedes kleinste Zeichen geachtet wird und jedes unbedachte Wort großen Schaden anrichten kann. Schließlich ist gewiß wirklich gute Krankenbehandlung der beste Weg zum Vertrauen des Kranken, der beste Weg für den Kranken wie für den Arzt. Denn wenn gleich oft Pfuscherei des Eindruckes und des Erfolges nicht entbehrt, auf die Dauer sind meist die Kranken nicht gut gestellt, die sich der Unsachlichkeit anvertrauen, und die Ärzte, die im Grunde *ausschließlich* durch ihren irgendwie zum Ausdruck gebrachten persönlichen Einfluß wirken und sich ganz auf ihn verlassen, verlieren mehr und mehr den Boden unter den Füßen und versinken in ihrem uneinsichtigen oder gar unredlichen Getriebe.

Wenn diese „persönliche“ Aufgabe betont wurde, so muß doch immer auch das gesagt werden: schließlich ist das „persönliche Verhältnis“ zwischen Arzt und Kranken nur das Vorletzte, nur das Mittel zu einem Zweck, der von der Person des Arztes ganz unabhängig ist, das Mittel zur Gesundung des Kranken. Der Arzt muß nicht nur Vertrauen gewinnen, er muß auch die Bindung des Kranken an ihn lösen und überwinden, er muß sein Führer sein, aber ihm auch den Weg zur Selbständigkeit weisen.

Was nun zur sachlichen und sorgfältigen Krankenbehandlung gehört, das eben möchte ich hier in den Grundzügen besprechen.

1.

Das erste, was der Arzt zu erwägen und zu regeln hat, ist *der ganze Tageslauf* und *die Lebensweise* des Kranken. Man könnte hier von *Diätetik im weitesten Sinne* reden, wenn wir nicht so sehr gewöhnt wären, das Wort nur für die Krankenernährung zu gebrauchen.

Durch die Behandlung sollen krankhaft gestörte Funktionen zum Ausgleich gebracht, die natürlichen Verhältnisse wiederhergestellt werden.

Der Ablauf der Funktion ist aufs engste verknüpft mit dem Aufbau der Organe und Gewebe, und daß wir oft morphologische Veränderungen nicht erkennen können, liegt wesentlich an unseren Kenntnissen und Methoden. Doch haben wir in der letzten Zeit nicht nur gelernt, daß Magen- und Duodenalgeschwüre sehr viel häufiger sind, als wir dachten, sondern auch, daß sie unter günstigen Bedingungen sehr viel öfters heilen, und zwar restlos oder fast restlos heilen. Nicht nur hängt die Funktion vom Organ ab, sondern auch das Organ von der Funktion; wird die Funktion ausgeglichen, wird das Gleichgewicht von Beanspruchung und Leistungsfähigkeit hergestellt, das Organ geschont und beruhigt, so wächst die Tendenz zur Heilung. Und selbst wo eine „restitutio ad integrum" nicht möglich ist, da kann doch oft durch Anpassung ein Defekt völlig bedeutungslos werden; wie häufig sehen wir das bei Klappenfehlern bei gutem Herzmuskel.

Die Heilkraft der Natur, des Organismus kann kaum hoch genug angeschlagen werden, und es ist so wichtig dessen eingedenk zu sein, daß wir die Kritik, aber auch die Hoffnung und Zuversicht nicht zu leicht verlieren. Freilich wird die Heilkraft der Natur nur wirksam, wenn ihren Bedingungen Rechnung getragen wird.

Das wichtigste kann zunächst auf die Formel gebracht werden: es gilt das richtige Maß von Schonung und Übung zu finden[1].

Größte Schonung wird durch *strenge Bettruhe* erreicht. Durch die vollkommene Ruhe und die gleichmäßige Wärme sind die Ansprüche an alle vegetativen Funktionen auf das Mindestmaß herabgesetzt, und das ist ein Heilfaktor von ganz eminenter Bedeutung. Es ist sehr unrichtig dann, wenn „nur Bettruhe" verordnet wird, von einer nihilistischen oder negativen Therapie zu sprechen; Bettruhe ist von entscheidender Wirkung, bei fast jeder schweren Krankheit, besonders bei jeder akuten, die erste Voraussetzung aller Therapie. Bettruhe ist aber auch ein gewaltiger Eingriff für den Kranken — es muß immer genau erwogen werden, ob er notwendig und berechtigt ist.

Auch ist es nun nicht damit getan, daß man dem Kranken Bettruhe verordnet, vielmehr gehört dazu die eingehende Beratung,

---

[1] Vgl. F. A. Hoffmann: Vorlesungen über allgemeine Therapie, 2. Aufl. Leipzig 1888.

wie er sich zu verhalten habe, Vorschriften über das erlaubte Maß von Beschäftigung und Unterhaltung, Besuche, Lektüre, Briefe, es gehört dazu ferner die Sorge für Luft und Licht und Ruhe im Krankenzimmer, und vor allem die Überwachung der Krankenpflege.

Außer der unbedingten Indikation zu Bettruhe bei Schwerkranken gibt es noch eine bedingte bei Erschöpften und Erholungsbedürftigen: allein die strenge Bettruhe ist absolute Ruhe, alles andere ist relativ; — „etwas Liegen", „etwas Aufsein" —, wo ist da die Grenze? — und selbst wenn sie vom Kranken verstanden und eingehalten wird, so ist es oft viel schwerer einige Liegestunden durchzuführen, als im Bett zu liegen und nicht zur Verfügung zu stehen. Besonders bei Hausfrauen und Müttern wird man das bedenken müssen.

Sorgfältiger Überlegung bedarf Dauer und Abbau der strengen Ruhebehandlung, die lange genug, jedoch nicht länger als nötig durchgeführt werden soll. Bestimmend sind Art und Verlauf der Erkrankung, aber auch die besonderen Verhältnisse des einzelnen Kranken. Soweit wie möglich soll man die Eigenart des Kranken, sein Alter, ferner dringende Anforderungen des beruflichen oder des häuslichen und familiären Lebens berücksichtigen. Der Übergang zum normalen Leben muß vorsichtig durchgeführt und genau überwacht werden. Sehr zweckmäßig scheint es mir, besonders nach langer Bettruhe, zunächst im Bett gewisse Übungen machen zu lassen, Beugen und Strecken, Heben und Senken der Arme und Beine, zuerst in passiven Übungen, um dann über aktive zu Widerstandsbewegungen überzugehen. Man kann damit bei der nötigen Vorsicht schon ziemlich früh beginnen. Der Kranke ist danach der Anstrengung des Aufstehens viel besser gewachsen. Ganz langsam steigert man die Übung durch Sitzen und Gehen, schließlich durch Treppensteigen, durch Spaziergänge, durch Abwaschungen und Bäder. Allmählich wird auch das Pensum erlaubter Beschäftigung und Arbeit größer, bis der Kranke einem möglichst normalen, aber doch noch geregelten Leben gewachsen ist.

Es ist immer die Aufgabe, den Kranken in das natürliche Leben einzuführen, in ein Leben, das den Kräften des Kranken entspricht. Aber gerade der Übergang muß vom Arzt geregelt werden. Es werden da oft schlimme Fehler gemacht, etwa wenn ein Lungenkranker nach monatelanger strenger Liegekur aus dem Sanatorium entlassen gleich wieder alle Arbeit leisten, und dazu noch die Unruhe des alltäglichen Lebens, Erregungen im Berufe, Kummer und Sorge ertragen soll. Wie manchesmal ist dann die ganze Last der Kur vergeblich gewesen. Man muß es immer wieder sagen: der Abbau der Krankenbehandlung ist so wichtig wie ihr Aufbau.

2.

Ich schließe nun einige Bemerkungen an über das, was man gewöhnlich unter „*diätetischer Krankenbehandlung*" versteht. Daß die Vorschriften über Kost und Ernährung zu den wichtigsten aller therapeutischen Bemühungen gehören, ist alte, hippokratische Weisheit. Aber wie weniges wissen wir eigentlich bestimmt und klar anzugeben über die Grundlagen der Diätetik, obwohl wir doch wirklich in der Erforschung der normalen und pathologischen Physiologie des Stoffwechsels und der Verdauung große Fortschritte gemacht haben! Viele Angaben beruhen auf alter ‚Erfahrung"; gewiß ist damit sehr viel Gutes gegeben, aber die Erfahrung kann auch trügerisch sein! Wie verschieden sind die Gebräuche der Ärzte, ihre Vorschriften und Verbote sind oft weitgehend durch eigene Neigungen und Gewohnheiten bestimmt.

Ein gründliches und sicheres Verständnis wird dadurch erschwert, daß die Reaktion auf die Nahrung von sehr vielen Momenten abhängt, von der individuellen Anlage und von der gewohnten Lebensweise, von Stimmungen und Neigungen; es kommt nicht nur darauf an, wie das Essen zubereitet, sondern auch wie es aufgetragen wird — nicht nur darauf, wie der Kranke ißt, sondern auch wie er sonst lebt. Kein Wunder, daß es nicht gelingen will, allgemeingültige Regeln zu finden! Freilich gibt es gewisse Grundsätze, die unbedingt berücksichtigt werden müssen; vor allem den Stoffwechseluntersuchungen seit Rubner, aber auch der neueren Vitaminforschung verdanken wir wichtige Aufschlüsse.

Der Arzt soll Maß und Art der Ernährung, Inhalt und Form der Kost anordnen. Der Menge nach soll die Ernährung womöglich in jeder Hinsicht ausreichend sein. Kalorien, Eiweiß, Salze, Vitamine sollen dem Bedarfe entsprechen, und wo Einschränkungen notwendig sind, wie beim Diabetes, wo etwa „Hunger" vorgeschrieben wird zur Schonung des Magendarmkanals, oder wo zum Ausgleich des Kreislaufes und des Wasserhaushaltes Wasser und Salz entzogen werden, ist immer genau zu überlegen, wie weit und wie lange das dem Kranken zugemutet werden kann. Man muß auch die Schattenseite eines jeden Eingriffes in das natürliche Leben bedenken. Wo der Körperbestand zu weit von der normalen Mittellage und vor allem von dem gesunden Maß des einzelnen Kranken abweicht, soll man die Kost so einstellen, daß allmählich der natürliche Stand erreicht wird.

Bei Erkrankungen des Verdauungskanales spielt Auswahl und Zubereitung der Speisen, die Form der Kost eine große Rolle. Die Verdauungsapparate werden durch die Kost sehr verschieden beansprucht. Man spricht von der „*Verdaulichkeit*“ der Speisen; aber was bedeutet das? Was ist leicht oder schwer verdaulich?

Der Begriff der Verdaulichkeit ist zunächst durch subjektive Eindrücke bestimmt. Und wenn auch diese individuell sehr verschieden gewertet werden, so bekommt man doch oft sehr genau und sachlich Auskunft. Als unverdaulich wird bezeichnet, was gewisse Mißempfindungen hervorruft: Druck und Völle im Bauch, oder gar Schmerzen, Aufstoßen und Übelkeit, was längere Zeit nach dem Essen noch belästigt oder was sonst das normale Wohlgefühl nach dem Essen beeinträchtigt, schließlich, was auf den Stuhlgang (die „Verdauung“) ungünstig einwirkt. All das ist sehr wichtig, und daß die Angaben individuell verschieden sind, spricht nicht ohne weiteres gegen ihre Richtigkeit und Sachlichkeit, denn wir wissen, wie verschieden die Reaktion auf die gleiche Belastung sein kann. Besonders bei labilem vegetativem Systeme — und wie vielen Magenkranken ist ein solches eigentümlich! — sind die individuellen Unterschiede sehr groß, und die müssen berücksichtigt werden; freilich muß man stets, das versteht sich von selbst, die Angaben je nach der Persönlichkeit des Kranken verwerten. Es ist aber ganz falsch, diese subjektiven Zeichen, die gewiß mit der ganzen Problematik persönlicher Empfindungen und Äußerungen behaftet sind, zu unterschätzen; man muß vielmehr lernen, phantastische und sachliche Mitteilungen seiner Kranken zu unterscheiden.

Sucht man nun zu analysieren, was eigentlich diesen verschiedenen Empfindungen zugrunde liegt, so kann man wenigstens einige Beziehungen feststellen. Im Magen spielt die Anregung der Sekretion und der Motilität eine erhebliche Rolle. Beide sprechen vielfach auf die gleichen Reize an. Einiges ist darüber bekannt, ich gehe nicht näher darauf ein. Aber wie verschieden ist die Erregbarkeit, auch beim gleichen Kranken zu verschiedenen Zeiten! Wenn irgendeine Probemahlzeit keine Supersekretion oder keine Spasmen bewirkt, so kann man danach allein die Erregbarkeit, den Reizzustand nicht beurteilen. Der Baryumbrei macht meist auch sehr Empfindlichen keine Schmerzen, fehlen also bei der Röntgenuntersuchung Spasmen, so beweist das nicht, daß keine Neigung dazu besteht. Und was bedeutet oft schon die Ruhe des Krankenhauses, was aber auch die ängstliche Erwartung eines Resultates für den Ablauf der Magenverdauung!

Das Ergebnis komplizierter motorischer Vorgänge ist die „Verweildauer“ der Speisen im Magen, abhängig von der Lebhaftigkeit der Peristaltik und vom Spiele des Pylorus. Auch die Verweildauer spielt bei der Verdaulichkeit mit, aber will man sie für die Anordnung der Kost verwerten, so darf man die Bedingtheit der Funktion nicht übersehen.

Über die Verdauung im Darme wissen wir noch weniger Bescheid. Sehr wichtig ist die Resorption: alles, was nicht resorbiert wird, ist nicht nur (erwünscht oder nicht) Ballast, sondern auch Nährboden für Bakterien, die je nach den Resten im Darme wuchern. Je besser die Nahrung ausgenützt wird, desto leichter verdaulich ist sie.

Schließlich noch ein Wort über den *Sättigungswert* der Nahrung. Er hängt ab nicht nur vom Nährwert, sondern auch von der Belastung der Verdauungsapparate; Füllung und Beanspruchung macht zunächst satt, bis zu einem gewissen Grade sogar bei nicht gedecktem Bedarfe.

Nun ist aber noch etwas anderes von großer Wichtigkeit: Verdaulichkeit, Belastung von Magen und Darm hängt nicht allein von der Art der Speisen und von ihrer Zubereitung ab, sondern wesentlich auch von der Art und Weise ihres Genusses. Nicht nur Stimmung und Ruhe beim Essen, auch sorgfältiges Kauen machen gar viel aus. Es hat wenig Sinn, wenn in Angaben über die Diät Betrachtungen über den physikalisch-chemischen Zustand der Speisen angestellt werden, der Hinweis auf die Bedeutung der Kautätigkeit aber fehlt.

Das führt mich zu einem weiteren Punkte: es soll dem Kranken nicht nur gesagt werden, was er essen, was er meiden soll, sondern der Arzt muß eingehend mit ihm beraten, *wie* er essen soll und wie die Mahlzeiten anzuordnen und zu regeln sind. Vor allem scheint mir die Regelmäßigkeit so wichtig. Ich glaube, es kommt oft vielmehr darauf an, daß ruhig und regelmäßig gegessen wird, als daß besondere Speisen ausgesucht werden. Besonders möchte ich davor warnen, allzusehr Aufgeweichtes, Gehacktes oder Passiertes zu bevorzugen. Es ist oft sehr viel nützlicher, wenn die Speisen gründlich gekaut werden.

Und ferner: die Kost soll einfach sein. Unnötige Umstände und Kosten sind unbedingt zu vermeiden. Man kann mit einfachen Mitteln sehr viel erreichen. Der Aufwand einer Verordnung muß in einem richtigen Verhältnis zu ihrer wirklichen Bedeutung stehen. Freilich: gutes Material und sorgsame Zubereitung sind zu einer guten Krankenkost erforderlich.

Im allgemeinen soll der Arzt sich bemühen, die Kost den Bedürfnissen und vernünftigen Gewohnheiten des Kranken soweit wie möglich anzupassen. Am besten ist es, den ganzen Tageslauf mit allen einzelnen Mahlzeiten mit dem Kranken durchzusprechen. Dabei lernt man seine Eigentümlichkeiten, seine Gebräuche und seine Verhältnisse kennen, dabei kann man durch die notwendigen Einwendungen und Vorschriften auseinandersetzen, worauf es ankommt. Der Arzt soll mit dem Kranken beraten, soll ihn anhören, aber ihn führen und vor allem während der Diätbehandlung sorgfältig beobachten. Gerade weil die Reaktion individuell so verschieden ist und von so vielen Einflüssen abhängt, muß der Arzt genau zusehen und auch verschiedene Möglichkeiten ausprobieren. Beim Übergange von einer strengen Kost zu einer freieren, dürfen immer nur einzelne Zulagen gegeben werden, weil nur dann ein klares Urteil über ihre Bekömmlichkeit möglich ist.

Immer muß auch bei der Diätbehandlung das Ziel sein, die natürlichen Verhältnisse wiederherzustellen. Durch sachliche Vorschriften sucht man gestörte Funktionen auszugleichen und damit zugleich die Leitung des Kranken in die Hand zu bekommen. Stets muß mit der somatischen die psychische Beeinflussung verbunden sein. Gerade wo Neurotisches eine große Rolle spielt, wie bei vielen Magenkranken, ist das nötig, aber gerade hier sind auch zweckmäßige Vorschriften, die über allerlei Funktionsstörungen und Beschwerden hinweghelfen, oft die beste Methode der Neurosenbehandlung; freilich darf sich der Arzt dann nicht in wichtigtuerische Umständlichkeit verlieren, sondern er muß die Situation in ihrem ganzen Umfange übersehen.

Und schließlich, auch hier muß die Behandlung ebenso sorgfältig abgebaut wie aufgebaut werden. Es gilt, den Kranken, soweit wie möglich, in ein normales Leben zurückzuführen.

3.

Mit voller Absicht komme ich erst jetzt auf den *Gebrauch von Arzneien* zu sprechen, denn ich möchte dringend empfehlen, immer zuerst jene allgemeinen Anordnungen, von denen bisher die Rede war, zu regeln und dann erst zu überlegen: sind hier Medikamente notwendig, welche sind angezeigt und wie sollen sie gebraucht werden. Nichts ist so unerfreulich in der ärztlichen Praxis, wie das gedankenlose Rezeptschreiben, wenn der Arzt zu einem Automaten wird, der beim Einstellen des Zeigers auf irgendwelche Klagen oder Befunde nach Einwurf eines Geldstückes ein, womöglich gedrucktes Rezept verabfolgt.

Im allgemeinen sind die Medikamente vor allem da notwendig, wo augenblickliche Schwierigkeiten und Gefahren zu überwinden sind. Je mehr aber das Leiden ein chronisches, ein dauerndes, und je mehr es mit der ganzen Persönlichkeit des Kranken verkettet ist, desto vorsichtiger und zurückhaltender sei man im allgemeinen mit der Verordnung von Arzneien, besonders von eingreifenden — und wirksame Arzneien sind eingreifend.

Wir benutzen die Heilmittel, teils uralten Gebräuchen und alter Erfahrung gemäß, teils nach den Ergebnissen und Entdeckungen einer wissenschaftlichen Arzneikunde, lassen sie aus allerlei Kräutern und Salzen vom Apotheker bereiten oder in fertigen Präparaten von einer hochentwickelten und überaus geschäftigen Industrie beschaffen. Eine ungeheure Auswahl ist uns geboten, und doch, wie wenig ist es eigentlich, was man wirklich braucht! Man soll nur dann Arzneien verschreiben, wenn man irgendeinen Grund hat, wenn sie angezeigt sind.

Der Grund, die Indikation, kann sehr verschieden sein, und es ist notwendig, sich zu überlegen, was mit der Arznei erreicht werden soll, welcher Nutzen zu erwarten und mit welchen Nebenwirkungen und Gefahren gerechnet werden muß.

Zunächst gibt es Heilmittel, die auf die Krankheitsursache gerichtet sind, kausale Indikation[1]. Das ist das klassische Gebiet

---

[1] Allgemeine Erwägungen über kausale Therapie, vgl. die in der Anm. 1 S. 38 zitierte Schrift.

der neueren Medizin: die Bekämpfung der Infektionskrankheiten. In der Prophylaxe und auch in der Therapie wurden Triumphe gefeiert dank der erstaunlichen Entwicklung der Bakteriologie, der experimentellen Therapie und der pharmazeutischen Industrie. Lange vorausgeeilt war die segensreichste Entdeckung von Jenner, dem wissenschaftlichen Fortschritt wiesen Pasteur und Koch den Weg, der praktischen Anwendung außer ihnen Behring und Ehrlich. Teils wurden chemische Verbindungen gesucht und gefunden, die die pathogenen Lebewesen im kranken Organismus abtöteten, ohne ihn selbst zu schädigen, spezifisch wirkende Stoffe, wie bei der Malaria und der Syphilis, teils suchte man durch Kulturen, im Tierversuch oder aus Rekonvaleszentenblut wirksame Sera zu gewinnen, sei es, daß der Organimus geschützt oder die Bakterien zerstört und ihre giftigen Produkte gebunden werden sollten. Manches ist geglückt, man denke an Diphtherie und Tetanus oder an den Schutz gegen Typhus und Cholera, aber mancher hochfahrende Plan ist auch gescheitert und die Tuberkulintherapie ist, im ganzen betrachtet, ein ziemlich trübes Blatt in der Geschichte dieser Bestrebungen.

Während man eine Zeitlang nur auf die Bakterien sah und eine „Therapia sterilisans" erstrebte, lernte man dann mehr und mehr die aktive Rolle des Organismus kennen, auch bei Chinin und Salvarsan. Schließlich ist es ja immer der Körper selbst, der mit der Infektion fertig werden muß; allerdings können wir ihn in seinem Kampfe wesentlich unterstützen, wenn wir den Angriff der Erreger hemmen und lähmen.

Bei der „aktiven Immunisierung" soll die Verteidigungskraft des Organismus angeregt und mobilisiert werden. Die Reize, die die „natürliche Heilkraft" wecken, brauchen nicht auf den Erreger eingestellt zu sein; was eine allgemeine Reaktion des Körpers hervorruft, soll zu einer „Umstimmung" führen und die Heilung begünstigen.

Wichtige Erkenntnisse sind mit vielen Redensarten vermischt, zu weit übertriebenen Vorschlägen und Empfehlungen mißbraucht worden.

Alles in allem: man gebrauche Bewährtes, halte sich genau an zuverlässige Vorschriften, aber man sei sich der Grenzen bewußt und lasse sich nie auf gewagte Versuche ein; man beobachte sorgfältig und gewissenhaft und sei nicht vorschnell mit seinem Urteil.

Man vergesse nicht, daß die meisten leichten akuten Infekte auch ohne sog. spezifische oder unspezifische Therapie überwunden werden und lasse sich nicht dazu verführen, bei jeder Erkrankung sofort zu irgendeiner Spritze zu greifen! Man soll auch nie die Schranken der eigenen Erfahrung und des eigenen Könnens übersehen und überschreiten.

In anderen Fällen ist das Ziel unserer Medikation, eine krankhaft gestörte Funktion auszugleichen und dadurch weiteren Schaden zu verhüten. Auch das kann so wesentlich und wertvoll sein, wie die beste „kausale" Behandlung. Ich erinnere Sie an die Digitalis, eines unserer wichtigsten Arzneimittel. Zwar können wir damit nicht die organischen Veränderungen des Herzens beseitigen, aber wir können die Arbeitsleistung des Herzens heben, was oft genug durch die bessere Durchblutung der Kranzgefäße auch dem Herzen selbst zugute kommt.

Äußerst interessant ist die Geschichte dieses Heilmittels. Vor bald 150 Jahren wurde es von WITHERING in einem Geheimmittel, einem Gemisch verschiedener Teekräuter, entdeckt und in seiner ganzen ungeheuren Bedeutung erkannt, ja man kann sagen, auch der Bereich seiner Anwendung wurde von ihm klar erfaßt — noch heute können wir weitgehend seinen Vorschriften folgen. Zwar hat die Digitalis immer noch etwas von einem Geheimmittel an sich, wir wissen ziemlich genau, bei welchen Kranken sie wirkt, wir kennen eine ganze Reihe von „Wirkungen" im Tierversuch, und doch sind wir noch weit entfernt von dem Verständnisse ihres oft zauberhaften Einflusses auf Herzkranke.

An zwei Punkten wurden durch die wissenschaftlichen Forschungen der letzten Jahrzehnte Fortschritte erzielt, das scheint mir auch für eine allgemeine Betrachtung wichtig. Die Auswahl der Kranken wurde vor allem durch genauere Erforschung der Rhythmusstörungen des Herzens gefördert, und bei der Herstellung der Präparate wurde eine gleichmäßigere Wirksamkeit erzielt. Denn wie der Wein in verschiedenen Gegenden verschieden wächst, so auch der Fingerhut. Und Zeit und Art und Weise des Sammelns und des Aufbewahrens haben großen Einfluß auf die Stärke der Droge. Man suchte deshalb reine Stoffe zu isolieren, aber die Schwierigkeiten sind sehr groß, die Aufgabe ist noch nicht voll befriedigend gelöst, und zudem ist es noch die Frage, ob ein reiner Stoff die gleiche Wirkung hat wie das Gemisch der natürlichen Pflanze. Man schlug einen anderen Weg ein: man bestimmte die Wirksamkeit verschiedener Drogen im Froschversuche und mischte stärkere und schwächere Blätter, bis eine bestimmte Stärke erreicht wurde. Zweifellos ein großer Fortschritt, aber wer weiß, ob die Giftwirkung auf das Froschherz der Heilwirkung beim kranken Menschen durchaus entspricht?

Und dann die zweite große Unbekannte bei dem Arzneigebrauche: die Empfänglichkeit und Empfindlichkeit des Kranken. Auch wenn wir gelernt haben, daß bei Kranken mit Arrhytmia perpetua oft die besten Wirkungen eintreten, zugleich aber auch die Gefahr der Vergiftung am größten ist, was bedeutet das bei den großen individuellen Unterschieden! Wie verschieden ist schon die Resorption dieser schwer löslichen Stoffe, die Zeit, in der die Wirkung eintritt!

Man kann es an der Digitalis lernen, und deshalb rede ich von ihr: die pflanzlichen Heilmittel und ebenso die tierischen, etwa die hormonalen, schwanken in ihrer Wirksamkeit, und die Kranken verhalten sich überaus verschieden, gegenüber der Heilwirkung wie auch der Vergiftung. Bei dieser Lage bleibt nur ein Ausweg: die genauste Beobachtung des einzelnen Kranken unter der Einwirkung der Arznei. Je nach der Reaktion muß die Dosierung entwickelt werden.

Ich möchte noch ein drittes Gebiet der Arzneibehandlung kurz streifen: man behandelt ein Symptom, das vielleicht gar nicht im Mittelpunkte des Krankheitsbildes steht, das aber Gesundung und Wohlbefinden hindert. Ich erinnere an den Gebrauch der *Beruhigungs- und Schlafmittel,* der ein brennendes Anliegen jeder Medizin ist. Der Arzt soll Schmerzen lindern, soweit es ohne Schaden möglich ist, aber darüber muß er sich auch klar sein, daß jedes Arzneimittel, das durch seine chemischen Eigenschaften „narkotisch" wirkt, eine gewisse Gefahr bedeutet. Am bedenklichsten ist das ja beim Morphium und seinen verschiedenen durchaus nicht harmlosen Ersatzpräparaten, wie Dicodid u. a. Das Gespenst der Gewöhnung, der Sucht steht hinter jeder derartigen Verordnung, und wir wollen nicht übersehen, daß nicht wenige Morphinisten zuerst durch den Arzt mit dem verderblichen Gifte in Berührung kamen. Also niemals sollen solche Mittel ohne große Vorsicht und Überlegung gegeben werden, das sollte selbstverständlich sein, es wird aber leider hierin viel gefehlt.

Die erste und ich möchte sagen wichtigste Voraussetzung ist auch hier, daß der Arzt den Kranken kennt, daß er weiß, mit wem er es eigentlich zu tun hat, wie der Ausdruck der Schmerzen zu bewerten ist, was dem Kranken zu ertragen zugemutet werden kann und wie groß die Gefahr der Gewöhnung ist. All das muß berücksichtigt werden, diese Fragen sind wirklich von entscheidender Bedeutung. Und dann das Weitere: wo die Verwischung des Krankheitsbildes gefährlich werden kann, wo die Beurteilung der Situation nicht ganz klar ist, etwa bei einer Blinddarmentzündung mit drohender Perforation, oder wo Nebenwirkungen zu fürchten sind, wie Spasmen und Erbrechen oder bei zerebralen Erkrankungen, bei Arteriosklerose, eine Störung im Atemzentrum, da überall ist größte Zurückhaltung dringendes Gebot.

Immer soll man zunächst harmlose Maßnahmen wie Umschläge oder irgendwelche Winkel u. dgl. versuchen. Und was bedeutet gerade für die Überwindung von Schmerzen der persönliche Einfluß eines guten Arztes! Oft genügt sein Erscheinen, sein Zuspruch oder seine Hand, — glücklich der Arzt, der die Gabe hat, und glücklich seine Kranken, aber man hüte sich, hier in Unsachlichkeit zu verfallen, und unsachlich wäre es, sich auf solche Einwirkung zu sehr zu verlassen und darüber notwendige Eingriffe zu versäumen. Ganz falsch wäre es aber auch, aus dem Erfolge psychischer Beeinflussung zu schließen, daß die Schmerzen nur psychogen, funktionell oder gar — eingebildet seien! Denn das gerade lernen wir doch immer mehr, daß bei organischen Krankheiten, und auch bei schweren und bedenklichen, die seelischen Momente von ungeheurer Bedeutung sind.

Wie alle Arzneimittel, so sind auch die narkotischen besonders da angezeigt, wo es gilt, akute Schwierigkeiten zu überwinden. Man soll eine Morphiumspritze nicht versagen nach schweren Operationen und Verwundungen, auch bei einem klaren und schweren Gallensteinanfall und ähnlichem. Bei Herzkranken ist es nicht selten entscheidende Hilfe, wenn für einige ruhige Stunden gesorgt wird, besonders in der Nacht. Wie oft gilt es hier, den Zirkel zu durchbrechen, in dem das Leiden Unruhe und Erregung verursacht, diese wiederum den Zustand verschlechtern und zur Gefahr werden. Wo man, etwa bei schwerer Herzinsuffizienz, mit ungiftigen Einwirkungen nicht auskommt, soll man lieber einmal eine Morphiumspritze geben, als dem Kranken zu viel zumuten, und es ist besser, einmal recht zu helfen, als mehrmals unzureichende Mengen zu versuchen, die vielfach nur erregend wirken. Freilich muß man dabei immer an Wiederholung und Häufung der Zufälle denken, und je öfters sie wiederzukehren drohen, desto vorsichtiger sei man.

Anders ist es nur da, wo es sich um ein aussichtsloses und hoffnungsloses Leiden handelt, wo dem Arzte nur das eine Ziel bleibt, dem Kranken seinen schweren Weg zum Ende nach Kräften zu erleichtern. Vielleicht ist es die schwerste Aufgabe des Arztes, einen Kranken mit Magenkrebs oder schwerer Lungentuberkulose zu behandeln, nicht mit sinnlosen Heilungsversuchen, aber mit dauernder Bereitschaft und Erfindungsgabe, um zu lindern und zu helfen, soweit es möglich ist. Auch hier, und gerade hier braucht der Arzt außer der Güte auch die Klugheit, außer Zartgefühl auch viel Energie. Man rechne mit der Zeit, wie leicht verbrauchen sich die Mittel bei langer Dauer, man sehe auf den Kranken, mancher braucht eine feste Hand über sich, und durch zu große Nachgiebigkeit entstehen gar zu oft nur immer neue und noch mehr unerfüllbare Wünsche. Daß man auch, wo Trost und Hoffnung fehlen, kein Mittel zur Abkürzung des Lebens mißbrauchen darf, ist selbstverständlich, dazu ist der Arzt nicht befugt und nicht berufen.

Noch ein paar Worte über *Schlaflosigkeit und Schlafmittel.* Kein an sich wirksames Schlafmittel ist harmlos, sonst wäre es eben nicht wirksam als chemischer Stoff; von der suggestiven Wirkung sei zunächst abgesehen, denn die liegt nicht an dem Stoffe, sondern an der Verordnung und an dem Gebrauche. Man soll niemals planlos wirkliche Schlaf- und Beruhigungsmittel verordnen. Ehe man Schlaflosigkeit mit differenten Mitteln behandelt, muß man ihren Grund aufdecken. Wo besondere Umstände den Schlaf rauben, seien es vorübergehende Schwierigkeiten im Berufe oder im Hause, Schmerzen oder eine akute Erkrankung, da sei man nicht allzu ängstlich. Selbstverständlich muß es das Bemühen des Arztes sein, die Ursache nach Möglichkeit zu beseitigen, aber wo das nicht gelingen kann, sorge man für Schlafruhe. Mit ein oder zwei guten Nächten ist dem Kranken oft für lange Zeit geholfen; er hat Hemmungen überwunden und wieder schlafen gelernt. Eine schlaflose Nacht kann auch schädlicher sein als ein Schlafmittel, zumal bei erheblichen Anforderungen und Anstrengungen durch die Tagesarbeit. Aber je mehr nun konstitutionelle Momente in den Vordergrund treten, je mehr es sich um habituelle Schlaflosigkeit handelt, desto mehr wird Vorsicht und Zurückhaltung notwendig. Hier ist jedes Schlafmittel ein Notbehelf, wenn auch nicht selten ein unvermeidlicher Notbehelf. Neurosen und psychopathische Persönlichkeiten müssen mit Verständnis und Kenntnissen behandelt werden, soweit es irgend möglich ist ohne differente Mittel, die nur zur Einleitung und Unterstützung der notwendigen Psychotherapie — im weitesten Sinne — gebraucht werden dürfen. Sehr nützlich sind dabei oft harmlose beruhigende Einwirkungen wie Bäder, Packungen, Wickel u. dgl.

Manchmal ist es gut, dem Kranken mehrere Mittel in die Hand zu geben, harmlosere und wirksamere, die er nicht kennt und die er abwechelsend gebrauchen soll. Damit kann man ein gutes Urteil über die Schlaflosigkeit und ihre Beeinflußbarkeit gewinnen. Immer muß mit der medikamentösen die psychisch-suggestive Behandlung verbunden werden; beide Methoden müssen richtig ausgenützt werden: durch somatisch-beruhigende Einwirkung gewinnt man die Bahn für die Psychotherapie und durch diese macht man auch vorsichtigen Arzneigebrauch wirksam.

Das führt mich nun auf einen sehr wichtigen Punkt: die berühmte Ordination, „*ut aliquid fieri videatur*". Wir sollen uns die Situation ganz klarmachen: daß sehr viele Arzneiverordnungen wesentlich suggestiv wirken und daß auf diesem Wege die größten Erfolge auch bei vielen organischen Erkrankungen möglich sind, steht fest. Aber so gewiß das Wohl des Kranken oberstes Gesetz ist, so sehr muß doch immer wieder vor unsachlicher Behandlung gewarnt werden; der Weg kann zu leicht den Arzt und den Kranken in Abgründe führen. Sehr oft kann man dem Kranken ruhig, klar und bestimmt auseinandersetzen, daß von Arzneien hier nichts zu erwarten sei und daß es wesentlich auf andere Dinge ankomme. Durch die freilich viel bequemere Scheinverordnung wird der Kranke gar zu leicht falsch eingestellt, was zu großem Nachteile gereichen kann. Gewiß sind Einsicht und Zugänglichkeit sehr verschieden, gewiß hat es der Professor leichter als etwa der Landarzt, gewiß gibt es Kranke, an die man nur durch eine Konzession und ein Rezept herankommen kann — aber man sei möglichst zurückhaltend damit; meist ist sehr schwer, aus einem einmal eingeschlagenen Wege in einen anderen, besseren abzubiegen, und ein unsachliches Zugeständnis zieht stets viele andere nach sich. Ich muß gestehen, daß ich es an mir selbst immer als Verlegenheit empfinde und das Gefühl habe, der Situation nicht ganz gewachsen zu sein, wenn ich ein im Grunde rein symbolisches Rezept schreibe. Auch für die Erziehung und Bildung der Allgemeinheit wäre es ein großer Gewinn, wenn nicht so viel belanglose Arzneien verordnet würden.

Hier möchte ich ein paar Bemerkungen über die *Homöopathie* anschließen, von der jetzt soviel geredet wird.

Ihr Begründer, SAMUEL HAHNEMANN, verfügte, als er 1796 zum ersten Male in HUFELANDS Journal öffentlich hervortrat, über die volle Bildung seiner Zeit, über ihr wissenschaftliches Rüstzeug — er war ein guter Chemiker — und über ihren Gedankenreichtum[1]. Er ist Rationalist, und erstrebt eine rationelle Medizin; für ihn ist es, wie es in seinem ersten Artikel heißt, „erquickend zu denken, daß es für jede besondere Krankheit, für jede eigentümliche Krankheitsverfassung eigentümliche, direkt hilfreiche Mittel gebe und auch Wege, sie geflissentlich ausfindig zu machen".

Er sucht Wiederherstellung der Gesundheit und Vernichtung der Krankheit „auf dem kürzesten, zuverlässigsten und unnachteiligsten Wege, nach deutlich einzusehenden Gründen (rationelle Heilkunde)", so sagt er in § 2 seines berühmten Organon.

Und im folgenden heißt es: „Sieht der Arzt ein, was an den Arzneien das Heilende ist, weiß er das Heilende auf das zu Heilende anzupassen —, so versteht er durchaus nach zureichenden Gründen zu handeln und er ist ein rationeller Heilkünstler."

HAHNEMANNS Persönlichkeit ist heiß umstritten; den einen gehört er zu den größten Aposteln, den anderen ist er Schwätzer und eigensüchtiger Schwindler. Daß er ein genialer Arzt war, daß er die zeitlosen Eigenschaften des guten Arztes in hohem Maße besaß, kann nicht wohl bezweifelt werden. Man braucht nur manche Aufsätze in seinem „Freund der Gesundheit" oder seine Bemerkungen über die Anamnese im Organon zu lesen, um das zu

[1] Wie HAHNEMANN auf dem zeitgeschichtlichen Hintergrunde zu verstehen ist, hat vor kurzem besonders MATTHES ausgeführt in: Homöopathie. Schriften der Königsberger gelehrten Gesellschaft. Naturw. Kl. II. H. 4. 1925.

erkennen. Er hatte wohl wirklich eine gewisse Ähnlichkeit mit seinem großen Vorläufer, mit Paracelsus. PETERSEN schreibt über diese beiden: „Sie gehörten zu den sehr unruhigen, gärenden Geistern, die namentlich in großen Revolutionsperioden zum Vorschein kommen; beide hatten mit scharfem Blick die ganze Armseligkeit und Unsolidität der Heilkunst ihrer Zeit durchschaut, und mußten offenbar ein tiefes produktives Bedürfnis empfinden, ihre eminenten Gaben zur Erschaffung von etwas Neuem, Großem und Fertigem zu verwenden." Historiker haben sie „entweder für die lichtesten Engel oder die schwärzesten Teufel erklärt". „Wahrscheinlicher ist gewiß die Annahme, daß sie eben wie andere Menschen gewesen seien, nur begabter als die meisten und Kinder einer Zeit tief eingreifender Umwälzungen[1]."

Sicher wird man HAHNEMANN nicht gerecht, wenn man alles glaubt, was über ihn geredet wurde und wenn man wegen mancher Verschrobenheiten und Schwächen sein großes Streben nach Wahrheit verkennt; und mag er — vielleicht unter dem Einflusse vieler Kränkungen — in bedenkliche Nähe einer erwerbstüchtigen Charlatanerie geraten sein, so wollen wir ihm doch nicht abstreiten, daß es ihm voller Ernst war, wenn er sagte: „Der Arzt hat kein höheres Ziel, als kranke Menschen gesund zu machen, was man Heilen nennt" (Organon § 1).

Aber wir wollen nun seine „rationelle Heilkunde" kennenlernen. Zwei Momente müssen vor allem aufgeklärt werden, in dem angeführten Satze ist es schon angedeutet: das zu Heilende am Kranken und das Heilende an den Arzneien.

Die Krankheit kann man an den Symptomen erkennen, durch die Beobachtungen des Kranken über sich selbst, sowie durch die des Arztes und der Umstehenden. Was HAHNEMANN über Krankenbeobachtung sagt, über die Notwendigkeit, den einzelnen „individuell zu behandeln" und über die Bedeutung der Krankheitsbegriffe, wie er die damals herrschenden Vorstellungen von den Krankheiten, als besonderer körperfremder Wesen bekämpft, ist sehr interessant und war sicher in weitem Umfange berechtigt. Aber wo wie hier nach der Entstehung der Symptome und nach ihrem Zusammenhange nicht gefragt wird, da entsteht die Gefahr, daß nur nach oberflächlichen Erscheinungen behandelt und daß

[1] Vgl. PETERSEN, J.: Hauptmomente in der geschichtlichen Entwicklung der medizinischen Therapie S. 51 f. Kopenhagen 1877.

im Grunde sehr verschiedene Vorgänge im Organismus zusammengeworfen werden. Dieser Gefahr ist HAHNEMANN nicht entgangen; vielleicht konnte er es nicht, obwohl MORGAGNIS klassisches Werk „de sebidus et causis morborum" schon 1761 erschienen war, dieses Werk, das den Anstoß gab zu der ganzen Entwicklung der neueren Medizin, das ungeheuer fruchtbar war, aber das vielleicht zunächst das Interesse von Krankenbeobachtung und Krankenbehandlung abzulenken drohte.

Die Heilkraft der Arzneien suchte HAHNEMANN durch Versuche am gesunden Menschen zu finden; man muß reine Arzneimittel benutzen, die komplizierten Rezepte, die damals üblich waren, führen nur zu Verwirrung. Auch in alledem steckt viel Gutes — aber wie nun HAHNEMANN die Arzneiwirkung am Gesunden beobachtet, ohne jede Kritik einfach alles aufzählt, was an der Versuchsperson nach Einnahme eines Heilmittels zu bemerken ist, das ist kaum zu begreifen. Man lese einmal in seiner „reinen Arzneimittellehre" (1. Teil 1811). Krähenaugen, die Samen von Nux vomica machen über 900 Symptome! u. a. Ansatz und Anwandlung von einem Leistenbruch, Stuhlgang in weißen Schleim eingehüllt, Monatliches zum Vollmonde, das Innere der Nasenlöcher ist schmerzhaft empfindlich, nach dem Essen Husten, der Bund der Kleider über die Hüften beengt immer, scheint stets zu fest anzuliegen, dann: ziehender Schmerz im Schulterkopfe, Brennen im Daumenballen beim Niederliegen nach dem Mittagsmahle, weiter: „befürchtet den Tod, in sich gekehrter Gram und Kummer, Traurigkeit (nach 5 Stunden); bei Erblickung eines ärgerlichen Gegenstandes schlägt's ihr gleich in die Füße; ferner: Langeweile, Unentschlüssigkeit, die Sprache fällt ihm schwer, und zuletzt: Helles Bewußtsein seiner Existenz, feines, starkes, richtiges Gefühl für Recht und Unrecht".

In dieser Weise wird der Effekt der Arzneien festgestellt. Gebraucht werden sie nun nach dem Hauptsatze seiner Lehre, nach dem „großen homöopathischen Heilgesetze", das lehrt (Org. § 31) „daß eine Krankheit bloß von einer Arznei vernichtet und geheilt werden kann, welche eine gleichartige und ähnliche Krankheit zu erzeugen geneigt ist, denn die Effekte der Arzneien an sich sind nichts anderes als künstliche Krankheiten".

Der Satz wird teils rein spekulativ begründet, teils aus der Erfahrung abgeleitet: Chinarinde ruft Chinafieber hervor und heilt es. Man kann zwar auch — palliativ — „contraria contrariis“ behandeln, aber das Ideal der Heilkunde wird durch das berühmte „Similia similibus curantur“ ausgedrückt.

Das „Simileprinzip“ hat offenbar eine uralte Geschichte, bei HIPPOKRATES finden sich Andeutungen, bei PARACELSUS spielt es eine große Rolle, und auch im 18. Jahrhundert scheint man sich vielfach mit ihnen beschäftigt zu haben[1]. Wie alle großen Verallgemeinerungen, so enthält auch dieser Satz Wahres und Falsches, und er ist sehr verschieden deutbar und anwendbar.

HAHNEMANN hat die Arzneien zur Bekämpfung jener Symptome und Symptomenkomplexe benutzt, die er als ihre Wirkung an Gesunden beobachtet hatte, und zwar, das ist nun ein weiterer sehr wichtiger Punkt seiner Lehre, in möglichst kleinen Gaben, vor allem, daß sie „durch unnötige Stärke den Körper nicht im mindesten angreifen“ (Organon § 242). Der Kranke ist „im Punkte seiner Krankheit von den passenden arzneikräftigen Potenzen höchst umstimmbar“, es genügen die denkbar kleinsten Gaben.

Die Lehre von den „Potenzen“ ist ein ganz wesentlicher Bestandteil der Homöopathie, auf sie muß ich kurz eingehen. Daß auch hier HAHNEMANN kaum glaubliche Mißbräuche seiner Zeit mit gutem Recht bekämpft, daß er eben viel gesehen hat von geradezu verheerendem Arzneigebrauche, das möchte ich wohl annehmen, aber wohin führt die Potenzierung! Wenn 1 Teil Stoff auf 99 Teile Verteilungsmittel kam (unlösliche Stoffe wurden mit Milchzucker zerrieben und dann wie die löslichen, in Spiritus weiter verdünnt), so nannte er es die 1. Zentesimalpotenz; wurde diese 1:100 verdünnt, so entstand die 2. Zentesimalpotenz usw., bis zur 30. Zentesimalpotenz, die er besonders gerne anwandte. Später hat man freilich auch Verdünnungen 1:10, sog. Dezimalpotenzen eingeführt. Nun ergibt die Berechnung nach der LOSCHMIDTschen Zahl, daß schon bei der 24. Dezimalpotenz kein ganzes Molekül auf 1 Liter kommt, und da soll die 30. Zentesimalpotenz besonders wirksam sein! Es braucht kaum gesagt zu werden, daß die *Theorie* dieser rationellen Heilkunde jedenfalls falsch ist: entweder stimmen die Verdünnungen nicht, oder die Wirkungen beruhen eben nicht auf den wirksamen Stoffen.

[1] Vgl. SCHULZ, HUGO: Similia similibus curantur. Eine Studie. München 1920.

Ein moderner, übrigens sehr gebildeter Vertreter der Homöopathie, OTTO LEESER, nimmt an, daß „sicherlich die errechnete Verteilung des Stoffes nicht mit der technisch erreichten übereinstimmt", er denkt an Adsorption am Glas, die eine große Rolle spiele, besonders wenn jede neue Potenz im gleichen Glase hergestellt wird[1]. Aber dann ist eben die Anschauung über die Potenzen nicht richtig. Es soll zugegeben werden, daß sehr viel auf die Art der Verteilung ankommt; ja selbst, wenn LEESERS völlig unbegründete „Hypothese" gelten sollte, „daß bei der Verschüttelung dem Lösungsmittel von seiten des Stoffes bisher unbekannte Bewegungsimpulse oder Ladungen induziert werden", was hätte dann die Wirksamkeit noch mit jener gemein, die am Gesunden festgestellt wurde, was wäre es dann mit dem „Similia similibus"?

Es ließe sich gewiß noch sehr viel über HAHNEMANN sagen und manche gute Gedanken und schöne Beobachtungen aus seinen Büchern wären anzuführen, aber hier kommt es auf die Hauptpunkte seiner Lehre an. Bei HAHNEMANN ist es wie bei allen Radikalen und Revolutionären: ihr Nein ist sehr viel bedeutungsvoller als ihr Ja; im Angriffe haben sie meist recht, aber was sie in einseitigem und fanatischem Kampfe selbst hervorbringen, ist mit allzu vielen Fehlern und Irrtümern behaftet. Wenn HAHNEMANN die Medizin seiner Zeit bekämpft mit ihrem leeren Schematismus der wesenhaft verstandenen Krankheitsbegriffe, mit den ganz phantastischen Rezepten und ihren schlimmen Aderlässen, so könnte er uns wirklich wie PARACELSUS als ein Reformator der Medizin erscheinen; und wenn wir hören, wie er auf eingehende und sorgfältige Beobachtung des einzelnen Kranken drang, oder wenn wir in den „kleinen Schriften" lesen, wie er einen hochgestellten Kranken in der Auswahl seines Hausarztes beraten hat, so erkennen wir in ihm etwas vom Besten, was der gute Arzt aller Zeiten an sich hat, — aber wenn wir auf seine Lehre sehen mit ihren verschrobenen Konsequenzen, auf den ganzen Dogmatismus der daraus entstand, zumal ihre Popularisierung und Verflachung, durch ihre üble Verbindung mit Laien-Medizin aller Art, so kommt uns all das höchst bedenklich vor.

---

[1] Vgl. LEESER, O.: Grundlagen der Heilkunde (Lehrbuch der Homöopathie). Neue Fassung. Stuttgart 1927.

Was aus seinem Werke heute geworden ist, was heute als Homöopathie auftritt, über das ist mit wenigen Worten kaum etwas zu sagen, denn die Etikette deckt sehr vielerlei. Es gibt sicher gute homöopathische Ärzte, gebildete und einsichtsvolle Krankenberater, sie untersuchen und erstreben ein möglichst gründliches Urteil über die Kranken, sie geben gelegentlich Digitalis, vielleicht in kleinen Dosen, verschmähen dann und wann selbst Morphium nicht, wenn sie auch viel vorsichtiger damit umgehen, ja sie empfehlen unter Umständen sogar chirurgische Eingriffe, jedoch im wesentlichen halten sie sich an homöopathische Verordnungen. Auf der anderen Seite aber gibt es fließende Übergänge zur schlimmsten Quacksalberei und Kurpfuscherei; und wo geflissentlich auf sachliche Beurteilung des kranken Körpers verzichtet wird, wo fanatisches Festhalten an phantastischen Dogmen über unbestreitbare Ergebnisse einer verhaßten Schulmedizin hinwegsehen läßt, wo das Verschreiben von allerlei Tröpfchen und Kügelchen zu einer unsachlichen und gedankenlosen Mache wird, da entstehen größte Gefahren. Aber wir wollen einmal auch das zugeben: sowenig viele schlechte Ärzte, die aus den Universitäten hervorgehen, beweisen, daß die Schulmedizin schlecht sei, sowenig soll auch wegen aller zweifelhaften Anhänger die Homöopathie verurteilt werden. Doch wie ist es heute mit ihrer Lehre? Die Potenzierungen werden zwar von vielen in etwas gemäßigter Form benutzt, aber doch immer noch führen sie zu völlig unverständlichen Verdünnungen. Das Simileprinzip ist weit überspannt, und wenn heute der Gebrauch des Tuberkulins, die unspezifische Reizkörpertherapie u. dgl. in Zusammenhang mit diesem Prinzip gebracht wird, so muß doch gesagt werden, daß diese Dinge auf dem Boden der Schulmedizin gewachsen sind und daß überdies ihr therapeutischer Effekt meist recht problematisch ist und jedenfalls zu einer Verallgemeinerung der Ähnlichkeitsregel durchaus keinen Anlaß gibt. Allerdings finden sich auch heute in homöopathischen Büchern, etwa in dem von Leeser, gute Gedanken und anregende Bemerkungen, und auch heute sind nicht wenige kritische Worte über die Schulmedizin, über ihren einseitigen Materialismus und über die Polypragmasie vieler Ärzte berechtigt und beherzigenswert.

Wir stehen heute wohl etwas anders als noch vor einigen Jahrzehnten: wir sind bescheidener geworden, sind weniger geneigt, entfernte Möglichkeiten einfach abzulehnen; wir sind uns der Grenzen unseres Wissens bewußter, sind offener auch für solche Zusammenhänge, die uns nicht klar sind, wir sind weniger sicher und sehen mehr ungelöste Fragen. Ja, verbreitet ist ein gewisser, meist zwar wenig ergiebiger Hang zum Revolutionären, Ketzerischen und Radikalen. Man sucht nach etwas Neuem, nach etwas anderem. Und wenn heute von manchen Seiten die Homöopathie gepriesen, von ihr neuer Aufschwung und Gesundung der Medizin erwartet wird, so ist das sicher vor allem durch die Unzufriedenheit mit der eigenen Position bedingt.

Aber auch das Zweite muß nun gesagt werden: wir sind heute in der Lage, die Erfolge einer Therapie viel kritischer zu bewerten, nachdem wir gelernt haben, was Suggestion bedeutet, auch für somatische Vorgänge. Und deshalb müssen wir verlangen, daß uns eindeutige Krankengeschichten vorgelegt werden. Vielleicht werden wir wirklich noch manches von dort lernen, aber wir wollen am Krankenbette belehrt werden. Denn das zeigt gerade die Geschichte der Homöopathie: man kann die Medizin niemals aus einem allgemeinen Satze ableiten; ein solcher kann uns eine Strecke lang als Wegweiser dienen, aber ob der Weg fruchtbar ist, erkennen wir nur aus Beobachtung und Erfahrung.

Mit dem ist unsere Stellung zur Homöopathie gegeben: von polizeilicher Bekämpfung werden wir, es sei denn gegenüber grobem Unfug, nicht allzuviel erwarten. Auch ist es ein recht billiger Ruhm, allerlei übersehene Blinddarmentzündungen und Carcinome auszuspüren, als ob nicht auch auf dem Boden der Schulmedizin einmal etwas verkannt und versäumt würde. Viel nützlicher ist es, aufzupassen, was dort eigentlich vor sich geht und was von dort allenfalls zu lernen sei; freilich leere Redensarten und phantastische Dogmen sind für uns kein Gewinn. Um so mehr soll die eigene Stellung ausgebaut werden. Sorgen wir dafür, daß auf dem Boden der Schulmedizin möglichst gute Ärzte heranwachsen, dann werden falsche Theorien und Praktiken, Quacksalberei und Kurpfuscherei am wenigsten Schaden stiften.

IV. Über Krankenbehandlung.

Physikalische und klimatische Therapie. Psychotherapie und soziale Therapie.

1.

Das richtige Maß von Schonung und Übung zu finden, den Kranken je nach seinem Zustande und seiner Leistungsfähigkeit zu entlasten und dann allmählich zu belasten, zu beruhigen und anzuregen, das haben wir als wichtigstes allgemeines Prinzip in der Krankenbehandlung kennengelernt. Es beherrscht die Diätetik im weitesten Sinne, die Regelung des Tageslaufes und der Lebensweise, kaum weniger auch die Arzneibehandlung. Ja selbst wo eine „kausale Therapie“ erstrebt wird, wie bei den Infektionskrankheiten, ist es doch so, daß wir durch „bakteriotrope“ Einwirkung den Organismus „entlasten“, oder durch Vaccination und andere Methoden seine Kräfte „anregen“, soweit es eben möglich ist.

Zu schonen und zu üben suchen wir die Funktion einzelner Organe oder Organsysteme, etwa den Kreislauf, aber schließlich haben wir es als Ärzte nicht mit einzelnen Organfunktionen zu tun, sondern mit der Leistung und Leistungsfähigkeit des Organismus, mit der Persönlichkeit in ihrer Eigenart und in ihrer besonderen Lage. Das müssen wir bedenken, wie bei der Beurteilung, so bei der Behandlung der Kranken.

Und auch das möchte ich noch einmal hervorheben: wenn wir „funktionell“ behandeln, d. h. wenn wir unsere Maßnahmen nach Funktionsstörungen richten, so wissen wir, daß dadurch nicht lediglich krankhafte Symptome beseitigt werden sollen — etwa die Stauungserscheinungen bei Herzkranken — sondern daß wir eben damit vielmehr das Wesentlichste tun zur Unterstützung des Heilungsverlaufes und zur Entwicklung der Kräfte. Ich betone das, weil die Behandlungsmethoden, von denen ich jetzt reden möchte, wesentlich als „funktionelle“ in diesem erweiterten Sinne zu verstehen sind.

Es ist sehr vielerlei, was man unter „*physikalischer Therapie*“ versteht, die Behandlung mit Kälte und Wärme, mit Wasser in allerlei Packungen und Bädern, mit verschiedenen Strahlungen, mit Luft und Licht, durch klimatische Einflüsse, mit mechanischen Einwirkungen durch Massage und Gymnastik und schließlich mit Elektrizität. Die Wertschätzung der verschiedenen Methoden, der Glaube an ihren Nutzen und die kritische Einsicht haben ungeheuer gewechselt. Manches sehr Wichtige wurde von der Schulmedizin lange vergessen und versäumt: feuchte Umschläge von den Alten viel benutzt, spielten in einer Arznei- und Aderlaßmedizin eine so geringe Rolle, daß ein schlesischer Bauernjunge durch ihren Gebrauch ungeheuren Ruhm und wirklich größte Verdienste sich erwerben konnte. PRIESZNITZ hatte die gute Wirkung nasser Tücher erst an einem Pferde, dann an sich selbst beobachtet, und hat schließlich einen gewaltigen Kreis von Kranken um sich versammelt, die er mit seiner Methode behandelte. Heute nehmen all diese Dinge einen breiten Raum ein in jeder ärztlichen Praxis. Über ihre Wirkung wissen wir im Grunde sehr wenig, vielleicht sind wir nirgends so weit von einer „rationellen Heilkunde“ entfernt wie hier, und nirgends sind die Beziehungen zur nicht schulmäßigen „Naturheilkunde“ so eng.

Ganz allgemein sucht man eine Reaktion am Organismus hervorzurufen; teils erwarten wir eine beruhigende, schmerzstillende, teils eine anregende Einwirkung. Es kommt nun darauf an, welcher Art und wie stark der Reiz, wie lange und in welchem Ausmaße der Körper ihm ausgesetzt ist. Ich kann nur auf ein paar Beispiele hinweisen.

Bei Leibschmerzen, bei Koliken des Darmes oder der Gallengänge, bei Spasmen am Magen mit und ohne Geschwür benutzen wir heiße Umschläge, bis zu leichtester Verbrennung der Haut. Daß die Schmerzen dabei nachlassen, kann man fast immer beobachten, was aber da eigentlich vor sich geht, das durchschauen wir nicht; welche Beziehungen hier etwa zu den „viscerosensorischen Reflexen“ (HEAD, MACKENZIE) bestehen, was die „Umstimmung“ durch Hautreize (GOLDSCHEIDER) oder was die „Projektion vasomotorischer Reflexe auf die Eingeweide“ (VON BERGMANN) bedeuten, das wissen wir nicht. BOAS hat gezeigt, daß bei heißen Umschlägen die okkulten Ulcusblutungen zunehmen können, er schließt daraus, daß die Schleimhaut besser durchblutet wird, und erwartet davon eine Begünstigung der Heilung. Die Magensekretion scheint durch heiße Umschläge nicht beeinflußt, die Peristaltik eher angeregt zu werden, die Entleerung des Magens wird begünstigt, Spasmen am Polyrus können verschwinden (LÜDIN). Wenn nur beschränkte Hautgebiete erwärmt werden, so braucht man eine allgemeine, angreifende Reaktion kaum zu befürchten. Immerhin sieht man auch durch nicht besonders ausgedehnte heiße Umschläge bei Empfindlichen gelegentlich Herzklopfen, Unruhe, eine gewisse Erregung auftreten, die unerwünscht ist und vermieden werden soll. Man muß eben auch diese harmlosen Eingriffe dem Einzelnen anpassen.

Noch viel mehr gilt das von eingreifenderen Maßnahmen, etwa Schwitzprozeduren, durch heiße Packungen oder Bäder, durch heiße Luft, Dampf, Sand oder Schlamm. Das Wesentliche bei alledem ist zunächst sicher die intensive Erhitzung der Körperoberfläche. Es erfolgt eine sehr starke vasomotorische Reaktion, die zu einem Einstrome großer Flüssigkeitsmengen in die Blutbahn, also zu einer erheblichen Mobilisierung der Gewebsflüssigkeit führt, — noch mehr, wenn der Wasserhaushalt durch Trinken selbst nur ziemlich kleiner Wassermengen einen Anstoß erhält. Das scheint mir sehr wichtig, und ich möchte annehmen, daß all diese Schwitzprozeduren im Grunde ähnlich wirken, wie die sog. unspezifische Reizkörpertherapie.

Man kann auf diese Weise ungeheure Reaktionen hervorrufen, und die *können* zweifellos von höchst günstigem Einflusse sein; bei allen „rheumatischen“ Affektionen im weitesten Sinne spielen diese Dinge eine gar große Rolle. Aber sie bedeuten immer eine nicht unerhebliche Belastung und dürfen deshalb nur mit Vorsicht gebraucht werden.

Und ebenso ist es auch mit starker Abkühlung der Haut, mit kalten Bädern und Packungen, die eine Zeitlang bei der Behandlung fieberhafter Krankheiten, besonders des Typhus, sehr empfohlen wurden. Das war ja eines der Hauptstücke der klassischen „physiologischen Heilkunde“ von WUNDERLICH, die Hydrotherapie von NIEMEYER, LIEBERMEISTER, JÜRGENSEN u. a. Heute ist die Begeisterung nicht mehr so groß, man benutzt noch kühle Packungen und Bäder, aber viel gemäßigter und nur bei besonderer

Indikation, vor allem bei schwerer Somnolenz und bei Erkrankungen des Respirationsapparates.

Kühle Bäder bedeuten eine Belastung des Kreislaufes: der Blutdruck steigt an, das Herz leistet vermehrte Arbeit. Je mehr sich die Temperatur von der indifferenten (etwa bei 34° C) entfernt, um so intensiver ist die Einwirkung. Sie ist aber überdies auch individuell sehr verschieden.

Die bei Herzkranken vielfach gebrauchten Kohlensäurebäder wirken mindestens teilweise ganz ähnlich; was überdies die Kohlensäure macht, warum, wie es offenbar der Fall ist, natürliche Kohlensäurebäder durch künstliche nicht vollauf ersetzt werden können, das ist noch nicht sicher entschieden. Man kann nur soviel sagen: alle diese Bäder bedeuten eine gewisse Anstrengung, um so mehr, je kühler sie sind und je stärker der Kohlensäuregehalt ist, während Sauerstoffbäder oder gar Fichtennadelbäder anscheinend milder wirken. Bei der Behandlung Herzkranker gehören die Bäder in den zweiten Akt, in dem nach der „Schonung" im ersten eine entsprechende „Übung" des Herzens erstrebt wird. Zwar wirken milde Kohlensäurebäder auch, etwa bei Hypertonikern, oft recht beruhigend, aber im ganzen herrscht die „anregende" Wirkung vor, und deshalb sind sie zu vermeiden, solange der Kreislauf nicht ausgeglichen ist. Als „Übungsstunde" des Herzens sind sie gerade deswegen sehr zweckmäßig, weil sie durch Temperatur, Dauer und Kohlensäuregehalt sehr fein dosiert werden können, zumal wenn so gute Einrichtungen zur Verfügung stehen wie in manchen Badeorten, wie etwa in Nauheim. Aber freilich, niemals darf eine Badekur ohne die entsprechende Allgemeinbehandlung durchgeführt werden. Wenn Herzkranke nach Nauheim gehen, dort ohne ärztliche Aufsicht baden, meist viel zu viel, dann am Tage und womöglich noch in der Nacht allerlei Betrieb mitmachen, so kann davon natürlich nur Schaden erwartet werden.

2.

Ich möchte nun hier einige allgemeine Bemerkungen über die Empfehlung von *Bade- und Kurorten* einschalten. Zunächst, was ist denn überhaupt von einem Kuraufenthalt zu erwarten?

Es gibt eine große Zahl altberühmter Quellen; je nach der Temperatur und dem Mineralgehalte unterscheidet man verschiedene Wässer, die zu Trink- und Badekuren gebraucht werden.

Besonders an den größeren Badeorten ist ein ungeheurer Apparat entfaltet, es werden ganz bestimmte Indikationen aufgestellt und sehr eingehende Verordnungen getroffen. Menge, Temperatur und Art des Wassers, Trinkzeiten und das Verhalten vor, während und nach dem Gebrauche des Brunnens werden genau vorgeschrieben, und von guten Erfolgen ist viel zu hören. Von den sehr viel benützten und auch für mehr oder weniger Gesunde recht angenehmen, zunächst ermüdenden, dann aber sehr erfrischenden Kohlensäurebädern war schon die Rede. Gebadet wird überdies in allerlei heißen Quellen, mit und ohne Kochsalz, in Solen und Schwefelquellen, getrunken werden einfache Säuerlinge, alkalische Wässer, Quellen mit Kalk- und Magnesiumsalzen (sog. erdige Quellen), sulfathaltige Bitterwässer usw.

Über die Wirkungen ist manches bekannt, etwa über die der Bitterwässer bei allerlei Erkrankungen des Darmes und der Gallenwege, über den Nutzen der Wildbäder bei rheumatischen Erkrankungen, aber im ganzen muß man leider sagen, daß zwar von alledem sehr viel gerühmt wird, daß aber die meisten Beobachtungen und Mitteilungen jedenfalls nicht ausreichen, um zu einem klaren Verständnisse dieser Heil- und Kurmittel zu gelangen. Gewiß ist gar nicht zu bestreiten, daß an vielen Badeorten durch die Erfahrung von Generationen eine sehr nützliche Tradition sich entwickelt hat und daß durch zweckmäßigen Gebrauch wirklich vielfach ausgezeichnete Erfolge erzielt werden, aber die Theorie dieser Therapie befindet sich in einem sehr dürftigen Zustande und allerlei kritiklose Anpreisungen durch geschäftige Reklame machen einen durchaus unerfreulichen Eindruck. Man muß sich bemühen, diese Dinge richtig einzuschätzen und zu bewerten, sine ira et studio. Wenn man die ungeheure Aufmachung mancher Bäder sieht, die enormen Prachtbauten, Trinkhallen, Bäderpaläste und Kursäle, wie sie vor dem Kriege vielfach errichtet wurden, wenn man von dem ganzen Badebetriebe mit allen Amusements hört, so wird einem bedenklich zumute. Ist denn ein solches Aufgebot berechtigt und zweckmäßig? Geht nicht mit einer gewissen Einfachheit vielleicht auch viel verloren vom Guten der altberühmten Badekuren? Denn das eine muß immer wieder mit Nachdruck betont werden: Trinken und Baden haben überhaupt nur einen Wert im Rahmen einer vernünftigen Kurbehandlung. Vieles spielt dabei wesentlich mit, zweckmäßige Lebensweise, Abwechslung,

Lösung vom alltäglichen Aufgaben- und Sorgenkreise, Ruhe, Erholung, Aufenthalt in frischer Luft und noch manches andere.

Wenn man das bedenkt, so ist es begreiflich, daß die Mode sich von den Bädern mehr nach den Sanatorien verschoben hat. In der Tat, die ärztliche Behandlung ist von ganz entscheidender Bedeutung, und für ein Sanatorium ist ein guter Arzt ungleich mehr wert als die besten Trink- und Badewässer. Aber freilich mit der Mode und mit dem Zuzuge der Menge kommen die großen Gefahren: Sanatoriums- und Hotelbetrieb läßt sich nicht vereinen; ziehen Musikkapellen, Sekt und Tanz in die Sanatorien ein, so ist es aus mit ihrem Nutzen. Das Sanatoriumsleben, das Thomas Mann im Zauberberg so lebendig, wenn auch recht einseitig, schildert, ist nicht nur in Davos und nicht nur bei Lungenkranken zu finden.

Daß es notwendig ist, die Kranken in Bädern und Sanatorien mit der Kur zu beschäftigen, daß da manche symbolische Handlung kaum entbehrt werden kann, ist zuzugeben, aber das darf nicht in Charlanterie ausarten und vor allem dürfen nie geschäftliche Interessen, etwa die Nutzbarmachung irgendeiner größeren Apparatur maßgebend sein.

Doch was soll viel über diese Dinge geredet werden! Im Grunde ist alles mit einem Worte zu sagen: es kommt immer darauf an, daß ein guter und gewissenhafter Arzt die Kranken sorgfältig behandelt, daß er Zeit genug für den einzelnen hat, und daß er wirklich auf ihn eingeht und sich um ihn bemüht. Wenn es auch besondere Methoden gibt, wenn auch allerlei Heilquellen oder andere Gaben der Natur mit großem Nutzen gebraucht werden können — Krankenbehandlung ist in Sanatorien und Bädern keine andere als anderswo.

Endlich muß aber über *klimatische Einflüsse* noch etwas bemerkt werden. Luft und Licht, Wald und Feld, Wind und Wetter, Natur übt einen gewaltigen Einfluß auf den gesunden und kranken Menschen aus. Auch hier sind wir von einem einigermaßen befriedigenden Verständnisse der wirksamen Faktoren weit entfernt; was wir wissen oder zu wissen meinen, rührt von mehr oder weniger trügerischen Erfahrungen her. Und doch, wie wichtig sind diese Dinge in der Krankenbehandlung!

Zunächst muß man wissen, daß jeder Klimawechsel einen Eingriff bedeutet, auch dann, wenn mit der Reise gar keine Anstrengung verbunden ist und wenn die allgemeinen Lebensbedingungen am neuen Ort sehr günstig sind. Dabei spielen freilich individuelle Eigentümlichkeiten eine große Rolle, nicht nur, daß die Empfindlichkeit außerordentlich verschieden ist, auch fühlt sich der eine an einer Stelle sehr wohl, die für den anderen sehr unangenehm ist. Welch merkwürdige Beobachtungen kann man etwa bei Asthmatikern machen! Möge immerhin ein merkwürdiges und noch ganz unbekanntes Spiel von Allergenen hier von Bedeutung sein, sicher ist, daß eben auch die Verfassung des einzelnen überaus wechselnd ist und außer von oft gar nicht abzuschätzenden psychischen Einflüssen auch von einer Menge somatischer Einwirkungen der Umwelt abhängt. Bei manchem Aufenthalt ist die Verknüpfung des Ortes mit allerlei Erinnerungen und Vorstellungen, mit Hoffnung und Erwartung, aber auch mit Gedanken des Kummers und der Sorge ganz entscheidend.

Man spricht von gutem und schlechtem, schlaffem und mildem oder angreifendem Klima. Wir denken dabei an Norden und Süden, an die Höhenlage, an Temperatur, Wind und Wetter, an Besonnung, Berg und Tal, an Wald, an Flüsse und Seen oder gar an das Meer, auf der anderen Seite an die Schäden durch große Städte und Fabriken, Eisenbahn usw. Während nun die Gegenden der deutschen Mittelgebirge, außer den höchsten Erhebungen über 1000 m, und die der großen Flußläufe im allgemeinen noch als ziemlich indifferent gelten können, wird das anders an der See und besonders im Hochgebirge. Wenn schon jeder Klimawechsel eine gewisse Belastung ist, so ist der Aufenthalt im Hochgebirge und an der See immer als ein erheblicher Eingriff anzusehen. Der Gesunde fühlt sich angeregt und erfrischt, Appetit und Leistungsfähigkeit wachsen — alles der Erholung sehr zuträglich. Aber schon bei Empfindlichen kann der Schlaf gestört sein, bei Kranken die Erregung großen Schaden stiften.

Ich denke etwa an die Behandlung der Tuberkulose im Hochgebirge. Ich bin überzeugt, daß sie, auch abgesehen von der Sonnenbehandlung der Knochen- und Gelenktuberkulose, von größtem Nutzen sein kann, ich glaube, daß im Hochgebirge manchmal mehr und rascher etwas erreicht wird als in unseren Gegenden — aber man bedenke, daß es sich um eine sehr eingreifende Maßnahme handelt. Bei frischen tuberkulösen Prozessen, bei allen fieberhaften Erkrankungen kann man gar nicht vorsichtig genug sein. Das

Hochgebirge muß genau mit der gleichen Vorsicht benutzt werden wie etwa Bestrahlungen oder gar das Tuberkulin.

Ich möchte folgendes anführen: eine Lungenkranke bekam ein paar Wochen nach einer intrakutanen Tuberkulinprobe bei der Reise ins Gebirge und wieder bei der Rückkehr vom Gebirge in die Ebene eine deutliche Nachreaktion an der Injektionsstelle. Das zeigt eindringlich, mit welchen Einwirkungen da gerechnet werden muß! Man soll frisch Erkrankte unbedingt zu Hause im Bett liegen lassen, bis der Prozeß sich einigermaßenn beruhigt hat, ganz abgesehen davon, daß eine zweckmäßige Ruhekur an jedem Ort viel besser ist als unvernünftige und schlecht geregelte Lebensweise im besten Höhenklima.

Noch eine Bemerkung möchte ich anschließen: man sagt oft, Kranke mit hohem Blutdruck sollen nicht in die Höhe, etwa nicht über 1000 m. Gewiß ist das im allgemeinen richtig, aber es gibt auch da Ausnahmen. Ich kenne Kranke mit dauernder, erheblicher Hypertonie, sogar mit leichten angiospastischen Störungen, die sich in Mürren oder gar im Engadin ausgezeichnet erholt haben. Es kommt eben immer auf die individuelle Reaktionsweise an; wenn aus der Anamnese sich keine Anhaltspunkte gewinnen lassen, so muß unter Umständen ein vorsichtiger Versuch entscheiden. Man muß aber dann verlangen, daß der Aufenthalt bei den leisesten unangenehmen Anzeichen unterbrochen wird — wo das nicht angeht, ist es immer besser, solchen Kranken das höhere Gebirge zu verbieten.

Nach alledem brauche ich nicht mehr viel darüber zu sagen, wie Kranke in der Auswahl eines Kurorts beraten werden sollen. Die erste Voraussetzung ist auch hier, daß man die Kranken kennt, daß man weiß, was man ihnen zutrauen und zumuten darf. Wieviel hängt von der Zuverlässigkeit und Gewissenhaftigkeit des Kranken ab!

Einen Punkt möchte ich aber noch ausdrücklich hervorheben. Der Arzt soll immer überlegen, in welchem Verhältnis der notwendige Aufwand zum erwarteten Nutzen steht. Es hat keinen Sinn, große Opfer für eine ganz zweifelhafte Sache zu verlangen, oder für Erfolge, die mit viel einfacheren Mitteln schließlich ebensogut erreicht werden können. Die vorhandenen Mittel müssen möglichst zweckmäßig ausgenützt werden; es ist aber meist mehr wert, wenn ein Lungenkranker 4 Monate lang in einem indifferenten

Klima behandelt werden kann, als 2 Monate im Hochgebirge. Und man rechne mit der Zeit! Wenn nur 4 Wochen Urlaub zur Verfügung stehen, soll man sie nicht mit einer anstrengender Badekur ausfüllen, sondern man soll immer auch für die notwendige Erholung besorgt sein. Angreifende Kuren erfordern eine gewisse Nachkur.

Besonders bei allen schwereren Erkrankungen ist die Auswahl des Arztes sehr viel wichtiger als die des Kurortes, denn die Krankenbehandlung muß immer eine ganz umfassende sein und alle Heilmittel der Natur sind nur nützlich, wenn sie zweckmäßig gebraucht werden.

3.

Kehren wir von den Bädern und Kurorten zurück; da ist zunächst noch etwas über Gymnastik und Massage zu sagen.

Von Übungen habe ich schon kurz gesprochen: nach längerer Bettruhe, nach strengster Schonung soll ganz langsam mit leichtester Gymnastik — im Bette — begonnen werden. Ich habe auf passive, aktive und Widerstandsbewegungen der Arme und Beine kurz hingewiesen — von alledem soll in der Therapie ausgiebigster Gebrauch gemacht werden. Dazu kommt noch zweckmäßige Atemgynmastik: man läßt langsam tief atmen und achtet dabei besonders auch auf gründliche Exspiration. Diese so natürlichen und einfachen Übungen sind überaus nützlich, denn sie sind sehr gut abzustufen und zu dosieren. Darauf kommt nun alles an: man muß immer den Übergang von Schonung zu Übung im Auge haben, die Anforderungen sollen ganz allmählich gesteigert werden, ohne daß der Kranke überanstrengt wird. Alle Leistungen sollen die Grenze der Leistungsfähigkeit nicht erreichen. Besonders bei Herzkranken ist die Übungsbehandlung der wichtigste Akt, wenn durch Ruhe und Digitalis ein Ausgleich des Kreislaufes erreicht ist. Aber auch bei Lungenkranken, bei Emphysematikern, bei Erkrankungen des Stoffwechsels und der Verdauung kann vorsichtigste und zweckmäßigste Gymnastik von größtem Nutzen sein.

Es gibt eine ganze Reihe verschiedener Systeme, von dem sehr milden „*Schreber*schen" bis zu dem recht anstrengenden „*Müllern*", dazu in neuerer Zeit die Schulen, die von Tanz und Rhythmik ausgehen, oder die auf „Entspannung", „fließende Bewegungen" oder andere schöne Dinge zielen, von MENSENDICK bis zu LABAN, LOHELAND und wie sie alle heißen; ästhetische und pädagogische Momente spielen eine große Rolle, bis zum Ausmaße einer auf Atmung und Gymnastik gegründeten Weltanschauung. Schließlich gibt es alle Übergänge von mildester Spielerei bis zu wildem Turnen und Sport.

Der Arzt soll sich all das ansehen und soll es zweckmäßig benützen. Seine Absicht ist immer, Gesundheit zu fördern, Kräfte zu entwickeln, Leistungsfähigkeit zu steigern. Dazu braucht er die Übungen des Körpers, aber er wird auch nicht verkennen, was Stimmung, Lebensstil und Erziehung bedeuten, und wird, wie bei allen Maßnahmen auch durch die Gymnastik zugleich eine gewisse psychische und pädagogische Behandlung erstreben, zur Ertüchtigung des Kranken; wo es nötig ist, soll mit den Übungen das Selbstvertrauen des Kranken gehoben und seine Energie angespannt werden. Dabei muß aber der Arzt den Kranken sorgfältig beobachten: er soll womöglich, wenigstens ab und zu, und vor allem am Anfang, die Gymnastik selbst überwachen, denn er darf sich diese günstige Gelegenheit, die Leistungsfähigkeit und die Persönlichkeit seines Patienten kennen zu lernen, in keinem Fall entgehen lassen. Um so wichtiger ist das, als gerade die Übungsbehandlung sehr genau dem Einzelnen angepaßt werden muß, in jeder Hinsicht — das ist schließlich immer das Entscheidende für den Erfolg. An der Auswahl eines Systems liegt nicht so viel, viel wichtiger ist es, den geeigneten Gymnasten oder Lehrer auszusuchen. Nur eines soll verlangt werden, daß die Einfachheit und Natürlichkeit nicht verloren gehe — übertriebenes Ästhetentum ist ärztlich ebenso unerwünscht wie übertriebenes Athletentum.

Gymnastik heißt unbekleidetes Üben; man braucht das nicht allzu wörtlich zu nehmen, aber unbedingt müssen alle schweren und engen Kleider abgelegt werden, am besten ist ein Schwimm- oder Turnanzug.

Mit Kranken wird man im allgemeinen im Zimmer üben; in jedem Fall soll jedoch für möglichst viel frische Luft und für Staubfreiheit gesorgt werden.

Die Gymnastik wird dann durch allerlei Betätigung in freier Luft ergänzt, durch Gehen und Wandern oder auch durch passende Bewegungsspiele. Alles muß zweckmäßig dosiert werden: bei Schonungsbedürftigen ist eine „Terrainkur" mit genau vorgeschriebenen Spaziergängen zu empfehlen, bei Kräftigen ist schließlich das Steigen in Wäldern und auf Bergen, in möglichst freier Natur, oder Reiten und Rudern das Beste und Schönste. Eigentlicher Sport fällt aus dem Rahmen der Krankenbehandlung, Rekordsucht und forcierte Gewaltleistungen sind vom ärztlichen Standpunkte aus eher bedenklich.

Nur ein paar Worte über *Massage*. Daß geschwächte Muskeln gekräftigt und versteifte Gelenke gelockert werden können und müssen, versteht sich von selbst. Auch durch vorsichtige Massage entzündeter oder kontrahierter Muskelpartien wird sehr Gutes geleistet. In allen Punkten gilt das, was ich über Gymnastik gesagt habe. Daß, wie SYDENHAM es an sich erlebte, ein Nierensteinanfall durch Massage überwunden werden kann, oder ein Gallensteinanfall, wie es MÖBIUS selbst passierte, ist wohl nicht häufig, und jedenfalls möchte ich bei derlei Erkrankungen äußerste Vorsicht mit allen Manipulationen empfehlen.

4.

Die *Elektrotherapie* hat vor einigen Dezennien eine ziemlich kurze Blütezeit durchgemacht, vor allem unter der Führung von ERB; jetzt ist man lange nicht mehr so begeistert von dem Gebrauche farradischer und vor allem galvanischer Ströme. Wenn farradische Ströme gelegentlich als eine humanere Art der Züchtigung angewandt werden, so hat das mit dem eigentlichen Sinne einer „Elektrotherapie" nichts zu tun. Immerhin ist zuzugeben, daß dosierte Erregung von Muskeln und Nerven durch Elektrizität, wenn keine frischen Prozesse bestehen, auch abgesehen von suggestiven Einflüssen, günstig wirken kann.

Wichtiger vielleicht sind noch die Hochfrequenzströme, die bei der *Diathermie* eine Erwärmung des Körperinneren herbeiführen. Vor allem bei rheumatischen und neuralgischen Affektionen, bei chronischen Prozessen an serösen Häuten, aber auch bei schmerzhaften Sensationen am Herzen, bei Angina pectoris sieht man Gutes davon; mindestens ist die Wirkung subjektiv meist eine sehr angenehme. Ob, wie angegeben wird, die Koronararterien dabei erweitert werden, möchte ich dahingestellt sein lassen. Daß die Diathermie vorsichtig angeordnet und unbedingt sachgemäß durchgeführt werden muß, braucht nicht besonders erwähnt zu werden.

Eingreifender sind die verschiedenen Methoden der *Strahlenbehandlung*. Man benützt elektrische Glühfadenlampen, die starke Wärmestrahlen aussenden, Quarzlampen mit ultraviolettem Licht, sog. künstliche Höhensonnen, die natürliche Sonne und schließlich Röntgenstrahlen, bis zu den kurzwelligsten vom Radium. Immer kann es zu örtlicher Reaktion auf der Haut, zu einer Allgemeinreaktion und zu einer am Krankheitsherde kommen. Ich kann auf diese Dinge nicht eingehen, so wichtig sie sind; ich möchte nur betonen, daß stets die Reaktionsfähigkeit des Kranken und die Intensität des Eingriffes genau erwogen werden müssen. Vor allem die Röntgenstrahlen sind überaus gefährlich und dürfen nur von wirklich Sachkundigen angewandt werden. Aber auch mit der Sonne sei man sehr vorsichtig! Wieviel Unheil ist schon dadurch entstanden, daß Lungenkranke zu starker Besonnung ausgesetzt wurden! Die Sonnenstrahlen sind ungeheuer eingreifend, wie Tuberkulin und Höhenluft, sie müssen genau so sorgfältig dosiert werden, mit minimalsten Reizen muß man vorsichtig unter genauester Kontrolle beginnen, und wie alle Reizmittel kommen sie überhaupt nur bei gutartigen, zur Heilung neigenden Prozessen in Betracht, während jede Tendenz zur Progression, Zerfall oder Blutung ihre Anwendung unbedingt ausschließt.

5.

Wenn ich nun hier einige Bemerkungen über *chirurgische Eingriffe* anschließe, so kann es sich natürlich nur um ein paar allgemeine Hinweise handeln zur Klärung ihrer Indikation und zum Verständnisse ihres Nutzens. Es ist natürlich ein großer Unterschied, ob es sich etwa um die einfache Punktion einer Vene oder einer serösen Höhle, um die Eröffnung eines oberflächlichen Abszesses handelt oder um eine eigentliche Operation. Immer aber muß das Risiko und der zu erwartende Nutzen genau gegeneinander abgewogen werden. Auch harmlose Eingriffe können bedenkliche Folgen haben! Ich sah einmal, wie ein Kranker mit Angina pectoris nach einer regelrecht und ungestört ausgeführten Venenpunktion starb; er hatte durch die geringe Erregung einen Anfall bekommen, der in einigen Stunden zum Tode führte. Solche Vorkommnisse geben zu denken! Freilich, wie oft kann auch durch leichte Eingriffe größte Erleichterung geschaffen werden; ich denke zum Beispiel an den Aderlaß bei Herzkranken oder an die

Punktion großer Pleuraergüsse. Man hilft dem Kranken über augenblickliche Schwierigkeiten und Gefahren hinweg und schafft damit Ruhe und Zeit, die zur Besserung nötig sind.

Der Erfolg, der von einer *Operation* erhofft wird, ist sehr verschieden zu bewerten. Das ideale Ziel ist ein direkter Einfluß auf den Heilungsverlauf, wie etwa bei einer akuten Blinddarmentzündung, bei akuten peritonitischen Prozessen, wo der Verlauf davon abhängt, ob ein Eiterherd beseitigt oder wenigstens zum Abflusse gebracht werden kann. Gar oftmals kann nur, wenn die Kunst des Chirurgen den Weg frei gemacht hat, der Körper mit der Erkrankung fertig werden; damit ist gesagt, was an der Operation und was am Organismus liegt. — Auch die radikale Entfernung eines beginnenden Carcinoms hat gleiche Bedeutung; um sie zu ermöglichen, soll man bei begründetem Verdacht und einiger Aussicht auch eine Probelaparotomie nicht scheuen.

In anderen Fällen wird die Rolle des Chriurgen beschränkter, er kann einen Zustand bessern, wenn er den Ausgleich schafft für eine gestörte Funktion, etwa durch eine Gastroenterostomie bei Pylorusstenose, oder wenn er irgendeine störende organische Veränderung beseitigt, etwa eine mit Steinen gefüllte, zu Entzündung neigende Gallenblase. Wohl wird dabei meist ein neuer Defekt gesetzt, dessen Bedeutung nicht ohne weiteres abzusehen ist, und sehr oft bleibt die Grundlage der Erkrankung und damit die Neigung zu neuen Störungen bestehen — wie etwa selbst bei der großen Resektion eines Magengeschwüres — aber auch in solchen Fällen kann die künstliche Hilfe ganz entscheidend sein: der circulus vitiosus kann durchbrochen werden, in dem Funktionsstörungen zu organischen Veränderungen führen und diese wieder aufs neue den Ablauf der Funktion beeinträchtigen; oder während der Besserung, die vielleicht nur vorübergehend durch den Eingriff herbeigeführt ist, kommt eine weitgehende Selbstheilung und Anpassung des Körpers zustande.

Aus alledem geht soviel mit Sicherheit hervor: es ist niemals mit der Operation getan. Wo immer die Umstände es erlauben, soll der Operation eine sorgfältige Vorbehandlung vorausgehen, und ohne Ausnahme müssen alle Operierte gründlich und lange genug nachbehandelt werden. Nicht selten ist das für das weitere Leben der Kranken ganz entscheidend. Auch die Operation darf immer nur als ein Glied in der ganz umfassenden, allgemeinen

Krankenbehandlung verstanden werden. Leider wird in dieser Hinsicht ziemlich viel versäumt; vielleicht wären sonst die Erfolge mancher Operationen noch viel befriedigender.

Es ergibt sich nun auch, daß die Indikation zur Operation sehr verschieden zu stellen ist. Man kann zwischen einer vitalen und einer relativen Indikation unterscheiden. Die vitale ist gegeben vor allem bei vielen eitrigen Prozessen, aber auch bei Tumoren, soweit eine radikale Entfernung möglich erscheint, bei Nierentuberkulose, manchmal bei schweren Blutungen an inneren Organen. Zumal wenn Gefahr im Verzug und ohne Eingriff nichts zu erwarten ist, dann steht nur in Frage, ob überhaupt eine Rettung durch Operation erhofft werden kann; die Gefahr tritt hinter der Gewißheit eines tödlichen Ausganges ohne Eingriff zurück. Freilich wie schwer und bedenklich sind oft die Zweifel bei der Beurteilung solcher Kranken!

Ich möchte hier auf eine eigentümliche Schwierigkeit, hinweisen, eine Situation, die zeigt, was vom Arzte verlangt wird. Ein blutendes Magengeschwür, — die Blutung ist nicht zu stillen, der Zustand wird immer bedrohlicher. Man wird sich zunächst nicht leicht zu einer Operation entschließen, weil man weiß, daß diese während der Blutung schwer und gefährlich ist und daß andererseits nur selten Kranke an der Blutung zugrunde gehen. Aber nun: je länger man wartet, desto schlimmer wird die Sorge und desto größer zugleich die Gefahr der Operation.

Wie hier nur im einzelnen Fall die Entscheidung getroffen werden kann, so gilt das überhaupt bei allen relativen Indikationen. Der Eingriff ist nicht unbedingt nötig, der Erfolg problematisch, es geht vielleicht lange Zeit oder wenigstens zunächst ganz gut mit einer weniger eingreifenden Behandlung, ich erinnere an die Indikation bei Gallensteinen und Magengeschwür; oder das Risiko der Operation ist sehr groß, wie etwa bei der Thorakoplastik oder bei Hirntumoren. In solchen Fällen muß die Aussicht mit und ohne Eingriff und die ganze Lage des einzelnen Kranken eingehend bedacht werden. Hier spielen auch soziale und wirtschaftliche Verhältnisse eine große Rolle: Arbeitsfähigkeit und Beruf, vor allem die Möglichkeit einer vorsichtigen und zweckmäßigen Lebensweise müssen berücksichtigt werden, aber auch darauf kommt es an, ob der Kranke geneigt und berechtigt ist, eine augenblickliche Gefahr mehr oder weniger dauernden Beschwerden vorzuziehen.

Mit großem Nachdruck möchte ich jedenfalls empfehlen, in allen fraglichen und zweifelhaften Fällen möglichst frühzeitig einen guten Chirurgen zur Beratung zuzuziehen; gemeinsame Überlegung und gemeinsame Verantwortung sind oftmals von größtem Werte und es ist immer ein Unheil, wenn der Chirurg dem behandelnden Arzte das „zu spät" vorhalten muß.

Schließlich noch ein Wort: wenn ich eine Operation empfehle, so setze ich immer voraus, daß sie mit der besten Technik ausgeführt wird. Wer nicht wirklich gut operieren kann, muß die Finger davon lassen! Man darf auch nie aus irgendwelchen kollegialen Rücksichten einen Kranken in Gefahr bringen. Man stelle sich immer vor, der Kranke sei die eigene Frau oder das eigene Kind, und wie man für seine Nächsten besorgt ist, so soll man es für jeden Kranken sein. Es ist immer eine große Verantwortung, wenn zur Operation geschritten wird, das Leben steht auf des Messers Schneide, die ganze Schwierigkeit der ärztlichen Aufgabe ist hier besonders akut und brennend.

6.

Wir schlagen ein anderes Blatt auf im Buche der Krankenbehandlung: *Psychotherapie.* Ich habe schon, als ich Ihnen von Freud erzählte, davon gesprochen, was da heute im Werke ist.

Man muß Verschiedenes unterscheiden: es gibt Psychotherapie, die jeder Arzt braucht und übt, und es gibt die Psychotherapie der Spezialisten; seelisch zu behandeln sind somatische Erkrankungen aller Art oder psychogene, die Neurosen, und die Haltung des Arztes ist bestimmt, teils durch rein praktische Seelenkunde, durch gesunden Menschenverstand und Sinn für Kranke, oder er verfügt über eine Theorie, ein System und über eine rationell begründete Technik. Es ist nun aber durchaus nicht so, daß diese drei Gegensatzpaare sich einfach decken: wohl braucht im allgemeinen der Arzt bei der Behandlung etwa der Lungen- oder Herzkranken außer seinem sonstigen Können vor allem den „guten Blick" und den sicheren Takt, während für die spezialistische Therapie der Neurosen oft besonders ausgebildete und zu erlernende Verfahren notwendig sind, aber auch der nicht nur „gute", sondern auch kundige und erfahrene allgemeine Praktiker kann bei vielen Neurosen große Erfolge erzielen, und vor allem, was hier noch viel wichtiger ist: jeder Arzt wird seine nicht oder nicht nur neurotisch

Kranken sehr oft viel besser verstehen und behandeln können, wenn er etwas weiß von den Ergebnissen der modernen spezialistischen und methodischen Psychotherapie. Es ist ja allmählich oft genug gesagt: jede Therapie, die mit Arznei und die mit Umschlägen, und die Therapie eines jeden Kranken enthält als wichtigstes Moment psychische Einflüsse. Viele dieser Zusammenhänge sind Gegenstand einer ernsten und erfolgreichen wissenschaftlichen Bearbeitung, und genau ebenso wie es für den Arzt wichtig ist, etwas von der Wirkungsweise der Digitalis zu wissen, so braucht er auch Kenntnisse auf diesem Gebiete. Es verrät wirklich ein geringes Maß von Verständnis und Wissen, wenn immer wieder herablassend gesagt wird: das hat der gute Arzt immer gewußt und gemacht, und Psychotherapie ist nicht lehrbar. Gewiß wird heute oft viel zu viel von Psychotherapie geredet, aber das geschieht meist, wenn neue Wege eröffnet werden; es ist auch manchmal zuviel von Bakterien geredet worden. Lehrbar aber ist Psychotherapie ungefähr soviel und sowenig wie jede Krankenbehandlung, wenn gleich die Unterschiede der Begabung und des Verständnisses auf diesem Gebiete vielleicht besonders beträchtlich sind. Man muß auch das sagen: es ist nicht alles neu, was heute neu entdeckt wird. Manches war wirklich auch schon früher bekannt, aber es ist doch ein großer Unterschied, ob man Zusammenhänge „ahnt" oder ob man Prinzipien und Methoden zeigt, um sie aufzudecken und aufzuklären, und die Ergebnisse sind hier in der Tat nicht unerheblich.

Der Arzt hat es zunächst mit somatischen Erkrankungen zu tun; denken Sie an einen Kranken mit schwerer Herzinsuffizienz. Sie sollen ihm helfen in seinem Leiden. Gewiß, Sie müssen wissen, was es mit dem körperlichen Schaden auf sich hat und wie er etwa behoben werden kann, — aber halten Sie es für wertlos zu überlegen, was das Leiden für den Kranken bedeutet? Leiden ist schließlich eine seelische Gegebenheit und ist außer durch die Bindung an das Körperliche durch umfassende psychische Zusammenhänge wesentlich bestimmt. Was bedeutet das Leiden für das Seelenleben Ihres Kranken, — durch die krankhaften somatischen Bedingungen und durch die psychische Reaktion auf die Krankheit? Wie erlebt der Kranke die Krankheit? Wie stellt er sich zu ihr? Wie ist er ihr gewachsen? Wie sind seine Beschwerden und Klagen zu verstehen und zu bewerten.? Wie können Sie ihm helfen? Wie ist sein Leid zu lindern? Wie oft kann auch körperlicher Schmerz durch Ablenkung verschwinden! KANT beschreibt sehr anschaulich, wie er einen Gichtanfall durch konzentriertes Nachdenken über andere Dinge, etwa über Cicero, überwunden habe. Lesen Sie einmal seine von HUFELAND herausgegebene schöne Schrift: „Von der Macht des Gemütes durch den bloßen Vorsatz seiner krankhaften Gefühle Meister zu sein". Freilich ist die Energie der Schwerkranken meist geschwächt und erschöpft, aber eben das zeigt, worauf der Arzt zu sehen hat.

Gesunde und Kranke leiden an ungelösten Aufgaben, an Problemen, die ihnen das Leben stellt und mit denen sie nicht fertig werden. Auch Krankheit ist Problem, ist Aufgabe, und es liegt viel daran, wie der Kranke ihr gewachsen ist.

Es ist schade, daß die meisten und kenntnisreichsten Psychotherapeuten gar zu sehr auf Neurotiker und Psychopathen eingestellt sind; sie sind von dem Getriebe dieser Kranken völlig in Anspruch genommen und sehen bei ihrer Betätigung wenige, die schwer körperlich krank sind, während umgekehrt der praktische Arzt und Internist am Krankenbette seiner Leidenden und Siechenden von den Einsichten und Methoden der neueren Psychotherapie zu wenig versteht; das erschwert das gegenseitige Verständnis, und so kommt es, daß die Psychologie der Herzkranken, der chronisch Kranken, der Schwerkranken, der Verlorenen und Sterbenden sehr viel weniger gut ausgebaut ist als die der Neurotiker[1]. Und welche Aufschlüsse und Möglichkeiten wären von einer solchen Psychologie zu erwarten? Denn auch wo Leid und Schmerz nicht behoben und überwunden werden können, bleiben Trost und Zuspruch, und um so mehr wird der Arzt helfen können, je besser er den Kranken versteht, je mehr er auf ihn einzugehen weiß, je mehr er von den dunklen Gängen kennt, auf denen Leid und Angst und Sorge die Seele immer mehr zu erfüllen drohen. Gewiß sind auch hier Güte und Klugheit die besten Gaben des Arztes, aber Wissen erweitert und vertieft Auffassung und Ausdruck. Und es ist hier wie auf vielen Gebieten: es liegt nicht nur an positivem Wissen, sondern auch an der Aufgeschlossenheit für die Probleme. Wem die offenen Fragen in der Seele brennen,

---

[1] Auf dem Gebiete der Tuberkulose vgl. E. STERN: Die Psyche des Lungenkranken. Halle a. S. 1925. — Ausgezeichnete Beobachtungen und Schilderungen (neben grotesken Übertreibungen) im Zauberberg von THOMAS MANN.

der findet neue Wege, nicht der, der alles schon weiß und sich auf sein Können verläßt.

Zu alledem ist noch eines zu sagen: der Arzt hat es nicht nur mit dem Kranken zu tun, sondern auch mit dessen Umgebung; die richtige Einstellung dieser ist oft kaum weniger wichtig als die des Kranken selbst.

Von den Schwerkranken kommen wir zu einem anderen, in dem sich offenkundig körperliches und seelisches Kranksein merkwürdig mischen, etwa zu einem Nervösen mit Magenschmerzen. Auf diesem Gebiete der „Organneurosen“ hat die neuere Psychotherapie schon zu sehr erheblichen Ergebnissen geführt. Was VON BERGMANN und seine Klinik über die neurogene Entstehung des Magengeschwüres und über den Zusammenhang psychischer und somatischer Erscheinungen, was HEYER und an der KREHLschen Klinik vor allem VON WEIZSÄCKER und HANSEN über den neurotischen Aufbau bei somatisch Kranken und über die Organdetermination der Neurose herausgearbeitet haben, das eröffnet weite Ausblicke. Wenn wir im Versuche beobachten, wie weitgehend Vorstellungen auf somatische Funktionen, etwa auf Sekretion und Motilität des Magens, aber auch auf die Funktion der Nieren und auf den Stoffaustausch zwischen Blut und Gewebe einwirken, wenn wir wissen, daß Funktionsstörungen den Boden für organische Veränderungen bereiten, wie die Spasmen für das Ulcus ventriculi, aber auch die Hypertonie und die Blutdruckschwankungen für arterielle Alterationen, wenn wir lernen, daß manche Vorstellungskreise und seelische Eigentümlichkeiten zu ganz bestimmten Organfunktionen in enger Beziehung stehen, so sind das tatsächlich wichtige Kenntnisse für den Arzt. Gewiß ist vieles hypothetisch und kompliziert, aber ist etwa die Theorie der Nierenfunktion oder die der diabetischen Stoffwechselstörung nicht auch hypothetisch und kompliziert?[1]

Über die Behandlung dieser „Organneurosen“ möchte ich nur so viel sagen: eine zweckmäßige, allgemein-ärztliche Behandlung mit eingehender Rücksicht auf die somatischen Funktionsstörungen ist meistens der beste Weg. Der Arzt muß aber unbedingt wissen,

---

[1] Hierzu vgl. etwa: HEYER: Das körperlich-seelische Zusammenwirken in den Lebensvorgängen. München 1925. Ferner: Psychogenese und Psychotherapie körperlicher Symptome, herausgegeben von O. SCHWARZ. Wien 1925.

wie die Sache steht, und aus diesem Wissen wird er bei der Verordnung von Diät und Medikamenten, von Ruhe und Umschlägen oder Übungen und Bädern größten Nutzen ziehen, er wird seine Psychotherapie in die somatische Therapie einfließen lassen, aber eine eingreifende Psychotherapie halte ich in den meisten Fällen nicht für angebracht und nicht für nötig. Freilich ist gar nicht zu bestreiten, daß oft etwa mit der Lösung irgendeines Konfliktes oder verdrängter Affekte die somatischen Störungen und die Bereitschaft zu solchen schwinden können. Wir stellen uns das Psychische und das Somatische in engstem Zusammenhange vor. Prinzipiell kann man von beiden Seiten aus eingreifen, und es ist nicht gesagt, daß der eine Weg stets der sachlichere und gründlichere sei. Es kommt eben auch hier alles auf den Kranken an und kaum weniger auf den Arzt und seine Einstellung[1].

Und noch auf eine andere Erkrankung möchte ich kurz hinweisen: auf die Epilepsie. Wer sich eingehend mit seinen Kranken beschäftigt, der kann manches erfahren über psychische Zusammenhänge bei der Auslösung der Anfälle, und es ist wirklich ein großer Unterschied, ob einfach Brom oder Luminal verschrieben wird oder ob man mit der Luminalbehandlung eine sachgemäße, vorsichtige und einsichtige Psychotherapie verbindet.

Schließlich das klassische Objekt der Psychotherapie: die schweren Neurosen, die mit groben psychogenen Störungen der Motilität und Sensibilität, die große „Hysterie" CHARCOTS, aber auch die überaus schwierigen und komplizierten Psychopathien mit Angstzuständen und Zwangsvorstellungen. Sie haben die historische Bedeutung, daß an ihnen die moderne Psychotherapie geworden ist. Dennoch möchte ich über die Behandlung dieser Neurosen nicht reden; zu sehr betrachte ich das als die Angelegenheit eines besonderen Faches, als die Aufgabe der spezialistisch ausgebildeten Psychotherapeuten. Freilich muß von diesen auch verlangt werden, daß sie den Körper und die körperliche Medizin kennen, nicht nur wegen der Diagnose somatischer Veränderungen, die sie ja allenfalls einem anderen überlassen könnten, sondern

[1] Es ist ja auch wohl nicht nur Zufall, zu welchem Arzte ein Kranker geht. Zu den Nervenärzten und Psychotherapeuten gehen im allgemeinen doch häufiger solche, die der Psychotherapie bedürfen und zugänglicher sind, zu den Internisten mehr andere. Das müßte bei der Aussprache von beiden Seiten mehr berücksichtigt werden.

vor allem wegen der allgemeinen Verordnungen, die viele nicht entbehren mögen. Es berührt mindestens sehr eigentümlich, wenn ein bekannter Analytiker, der zudem auf seine ärztliche Haltung viel Wert legt, schreibt, daß er „Adalin und Bromural nur in den seltensten Fällen verwende und meist mit dem harmlosen Pantopon auskomme“[1].

Ich möchte nun nur noch ganz kurz über die wichtigsten Methoden der Psychotherapie berichten.

Die moderne Psychotherapie beginnt mit der Schule von Nancy, mit Liébault und Bernheim, die in den letzten Dezennien des vergangenen Jahrhunderts bewußt und systematisch die Hypnose und Suggestion zur Behandlung Kranker anwandten[2]. Bei Bernheim lernten Dubois und Freud. Bernheim erkannte die Möglichkeit, durch hypnotische Suggestion auf somatische Vorgänge einzuwirken, er heilte Hysterische und besserte Lungenkranke, erzeugte Schmerzlosigkeit bei Gesunden und Kranken, er ließ auch die typischen Schmerzen eines Magengeschwüres entstehen und vergehen, regelte Organfunktionen wie die Verdauung, und seine Befehle wirkten lange über die Hypnose hinaus; Gallensteinanfälle wurden gehemmt, Dysenterie gebessert, Gelähmte gingen, — alles durch hypnotische Suggestion, alles durch die Worte des Arztes. Die Wunder vergangener Zeiten schienen begreiflich, was der berühmte Magnetiseur Mesmer im 18. und im Beginne des 19. Jahrhunderts geleistet hatte — auch ein so bedeutender Mann wie Schleiermacher wurde von ihm mit Erfolg behandelt, — die Wunderheilungen von Lourdes und die Erfolge von Blumhardt in Möttlingen und in Bad Boll, alles wurde nun als „Suggestion“ verstanden. Die Hypnose, die selbst nur Suggestion ist, schafft eine besondere Zugänglichkeit für suggestive Beeinflussung. Von diesen Erfahrungen, die besonders von Forel weiter ausgebaut wurden, wird auch heute noch Gebrauch gemacht, wenn auch lange nicht mehr in dem Umfange wie in der ersten Entdeckerfreude[3].

Außer der hypnotischen kann man auch die „*Wachsuggestion*“ benutzen, die Beeinflussung in wachem Zustande durch Worte oder durch allerlei Manipulationen. Es wird empfohlen, sich mög-

---

[1] Steckel: Nervöse Angstzustände, 4. Aufl., S. 627.

[2] Vgl. Bernhem: Neue Studien über Hypnotismus, Suggestion und Psychotherapie. Übersetzt von S. Freud. Leipzig und Wien 1892.

[3] Forel: Der Hypnotismus. 7. Aufl. Stuttgart 1918.

lichst rasch und energisch des Kranken zu bemächtigen, ihn zu „überrumpeln". Bekannt sind die Massenerfolge, die in dieser Weise mit starken und schwachen elektrischen Strömen, manchmal aber auch mit einem Guß kalten Wassers während des Krieges an Neurotikern erzielt wurden. Wenn wohl auch heute noch hysterische Symptome, besonders Lähmungen, etwa Aphonien und Abasien, mit solchen, freilich sehr viel gemäßigteren Methoden geheilt werden, so haben sie doch sehr an Wertschätzung verloren, ganz abgesehen davon, daß Brutalisierung nur durch den Zwang des Krieges möglich war und als erlaubt und berechtigt gelten konnte.

Gegen die Behandlung durch Suggestion sind besonders Dubois in Bern und Déjerine in Paris aufgetreten. Dubois[1] verwirft die Suggestion, „weil sie gekünstelt, gewunden ist, weil sie zum denkenden Ich auf Schleichwegen gelangt". Man soll die Kranken von ihrer „fatalen Autosuggestibilität befreien", und „nicht diese, ihre Leichtgläubigkeit noch züchten". Die Kranken leiden an Furcht und Kleinmütigkeit, durch „Erziehung des Geistes" (Janet) sollen sie geheilt werden, die Erziehung muß „auf das ethische Gebiet, auf die für das Leben wertvollen Anschauungen" gelenkt werden. An die Stelle der Suggestion hat die „Persuasion", die Überzeugung zu treten; „überzeugen heißt seinen Kranken den Gedanken klarmachen, den man selbst hat", während suggerieren heißt: „geistig überrumpeln, die Leichtgläubigkeit geistig ausnutzen". Den geistigen Mangel der Kranken, ihren Illogismus und Irrationalismus muß man durch Erziehung und durch Umstimmung der Persönlichkeit beheben; man darf nicht nur, wie es mit der Suggestion geschieht, Symptome beseitigen, sondern man muß die Heilung fixieren. Das erste ist immer, daß der Kranke von der Heilbarkeit seines Leidens überzeugt wird, ist das erreicht, so ist das Spiel gewonnen. Günstige äußere Bedingungen sind sehr wichtig, deshalb spielen Ruhe, Isolierung und Überernährung eine ziemlich große Rolle in Dubois' Therapie.

Es ist kein Zweifel, daß Dubois, mit alledem, und vor allem mit seinen Einwänden gegen eine plumpe Suggestion weitgehend recht hatte. Wir werden sehen, daß auch neue, von der Psychoanalyse ausgehende Richtungen sich in manchen Punkten dem nähern.

[1] Dubois: Die Psychoneurosen und ihre seelische Behandlung. 2. Aufl. Bern 1910.

Freilich muß auch das gesagt werden: wie weit schließlich auch DUBOIS nicht nur durch den Inhalt seiner Worte, sondern durch die suggestive Kraft seiner Persönlichkeit gewirkt hat, ist eine offene Frage. Sein Rat: „man muß sich mit einem Schlage des Kranken zu bemächtigen wissen und ihm förmlich die fixe Idee einimpfen, daß er geheilt werden wird", ist jedenfalls ziemlich drastisch und erinnert sehr an die suggestiven Methoden.

DUBOIS' Klarheit und Einfachheit haben geradezu etwas Bestechendes und Verführerisches, aber seine Griffe reichen nicht tief genug. Wenn DUBOIS von seinen Kranken sagt: „ein bischen Philosophie, das leicht beizubringen wäre, würde zur Herstellung des seelischen Gleichgewichtes genügen", so wird man staunen, nicht nur im Gedanken an Neurosen, sondern auch an Schwierigkeiten, die viele Gesunde zumal heutzutage in sich und mit sich haben. Eine „optimistische Weltanschauung" dürfte doch nicht immer allen Stürmen gewachsen sein! DUBOIS war sicher ein gütiger und kluger Mensch und ein sehr guter Arzt, aber er war — ein Kind seiner Zeit und seines Landes — ein ehrlicher und nüchterner Aufklärer und Ethiker. Als solcher hat er größte Verdienste, aber eben auch seine Grenzen, wie andere an anderen Punkten. Von den dunklen und unheimlichen Gewalten der Affekte und Triebe will er nichts wissen, er rät, alle sexuellen Fragen im Gespräche mit dem Kranken zu umgehen. Nun kann man gewiß auf diesem Gebiete gar nicht vorsichtig genug sein, und von Halbwissenden und Halbkönnenden wird wirklich viel Schaden angerichtet, aber man darf es doch auch nicht verkennen, zu welchen Fortschritten hier FREUDS Einsichten geführt haben. Gerade wenn man DUBOIS liest und von vielen seiner guten Gedanken und Absichten angesprochen wird, wird einem das klar.

Von FREUD will ich nicht nochmals reden. Durch die Psychoanalyse sollen nicht, wie durch die anderen psychotherapeutischen Methoden die krankhaften Symptome zugedeckt, sondern sie sollen in ihrer Genese aufgedeckt und dadurch beseitigt werden. Die Symptome entstehen aus Abirrungen und Verschiebungen der Affekte und Triebe, die aber weder dem Kranken noch dem Arzte an der Oberfläche des Bewußtseins erkennbar sind, vielmehr müssen sie durch eine besondere Methode aus der Tiefe des Unterbewußtseins herausgeholt und gelöst werden. Wie das geschehen kann, mit und ohne Hypnose, nach den Erzählungen und Angaben des Kranken, durch Deutung von Träumen und allerlei Fehlleistungen, wie hier die große Bedeutung des Sexuellen und der Libido und ihre Gewalt auf die Entwicklung von Persönlichkeit und Charakter von frühester Kindheit an aufgefaßt, wie die Heilung durch „Übertragung", d. h. durch Bindung der gelösten Libido an den Arzt gedacht und wie damit Suggestion und schließlich jeder therapeutische Einfluß des Arztes verstanden wird, von alledem habe ich gesprochen. Die Psychotherapie muß „auf dem Versuche der Erfassung der Persönlichkeit des Kranken basieren" und „in dem neurotischen Konflikt ein Problem des ganzen Menschen" sehen (SCHILDER). Daß das allein auf dem intellektuellen Gebiete, wie DUBOIS wollte, mindestens in den allermeisten Fällen, nicht möglich ist, wird heute kaum mehr bezweifelt; vielleicht sind die Menschen in den letzten Dezennien so viel komplizierter und problematischer geworden.

Wie man nun zu FREUDS Theorie und zu vielen seiner Anschauungen, wie man besonders zu seinen Traumdeutungen stehen mag, — daß hier etwas Großes geleistet wurde, das wird doch mehr und mehr auch von seinen einsichtigen und uneinsichtigen Gegnern zugegeben; man kann eben nicht mehr anders. Vielleicht ist FREUDS Bedeutung für die ganze Psychologie, für die Phänomenologie der Religion, für Kulturwissenschaft und Soziologie noch belangreicher als seine therapeutische Methode. Daß diese sehr viel Bedenkliches an sich hat und sehr leicht zu üblen Mißbräuchen führen kann, kann nicht übersehen werden. Die Analyse ist auch in der Hand der Besten eine sehr gefährliche und sehr eingreifende Operation — man muß die Kranken genau aussuchen —, und vor allem soll niemand, der es nicht wirklich kann und versteht, herumanalysieren und ananalysieren, daraus kann großes Unheil entstehen.

Von FREUDS Lehre ausgehend, hat ADLER die „Individualpsychologie" entwickelt. Das „Arrangement" der Neurose, die eine ganz bestimmte Tendenz im Lebensplan des Kranken hat, muß aus dem Systeme der Leitlinien, die dieses ganze Leben bestimmen, begriffen werden. Dabei spielen Geltungsbedürfnis und Minderwertigkeitsgefühl, die die Einordnung in die Gemeinschaft zum Problem machen, die entscheidende Rolle. Die Sexualität ist nur ein partielles Gebiet dieser universaleren Strebungen und Hemmungen. Durch die individualpsychologische Aufklärungsarbeit wird eine „Umgestaltung des Charakters" erstrebt. Hier werden bewußt und ganz mit Absicht die Türen weit geöffnet für Pädagogik in einem tieferen und weiteren Sinne. Bei ADLER kann der Arzt manche gute, für das Verständnis und für die Behandlung von Kranken nützliche Hinweise, Einsichten und Ratschläge finden. Aber wenn ADLER manche Einseitigkeit von FREUD vermeidet, so führt doch seine Lehre zu einer Vereinfachung, die der Fülle der Wirklichkeit nicht entspricht.

Von hier aus geht der Weg zu einer „*positiven Psychotherapie*", die nicht nur auflöst, sondern auch aufbaut, die nicht nur versteht, sondern auch Werte sieht, die nicht nur Störendes beseitigt und wegräumt, sondern auch bedeutungsvolle Bindungen nützt und fördert. Diesen Weg haben JUNG und besonders MOHR als „aktive Psychoanalyse" oder „analytisch-synthetische Übungsbehandlung", KRONFELD als „Psychagogik" beschrieben. Mit den Methoden der reinen Psychotherapie ist es nicht getan, alles was zum Aufbau des Lebensstiles und der Lebensgestaltung beitragen kann, muß entwickelt, psychisch und somatisch muß der Kranke wie er in Familie, Beruf und Arbeit steht „behandelt" werden.

Schon FREUD und ADLER legen größten Wert auf die Mitarbeit, auf die Leistung des Kranken; der Kranke soll seine Heilung „erarbeiten". Bei KRONFELD und MOHR ist viel Wertvolles über „Übungsbehandlung" zu finden. Mit W. FÖRSTER unterscheidet MOHR Übungen in Tatenergie und in Hemmungsenergie, d. h. der Kranke soll lernen zu handeln und sich selbst zu beherrschen, durch besondere Übungen nicht nur einzelner Funktionen, sondern des ganzen Menschen, durch Arbeits- und Beschäftigungstherapie und durch Zielsetzungen im alltäglichen Leben. Auf den Nutzen, wie aber auch auf die Gefahr von Askese und kirchlichen Exerzitien wird mit Recht hingewiesen.

Hier mag auch noch ein Wort über COUÉ und BAUDOIN angefügt werden. COUÉ hat damit ganz recht, daß er statt an den Willen, an die Welt der Vorstellungen appelliert. Er hat sicher auch gute Ratschläge, sein weitreichender guter Erfolg soll nicht verkannt werden, aber seine Auffassung und seine Methoden sind allzu primitiv und plump, als daß sie für schwierigere Probleme und Konflikte und für differenziertere und kompliziertere Persönlichkeiten zureichten.

Das ist jedenfalls das Wesentliche und Entscheidende an allen analytischen Verfahren: sie führen zum Aufbau durch eine tiefe Erschütterung hindurch, das ist ihre große Gefahr für den Kranken wie für den Arzt, aber auch ihre Sachlichkeit; sie sind Symptom und Bedürfnis einer im Grunde erschütterten Zeit[1].

Psychotherapie führt in die tiefste Problematik des Menschen, der an die Erde gebunden und dem doch, wenn auch durch viele Wolken, ein Blick auf den Himmel geschenkt ist. Denn daran leiden schließlich die Menschen, an dem: „Wollen habe ich wohl, aber vollbringen das Rechte finde ich nicht"; in jedem ist etwas von diesem Streben und diesem Versagen, und das macht „das Herz unruhig", so hat es der erste Begründer unserer Psychologie, AUGUSTIN, ausgedrückt.

Psychotherapie führt aber auch weit ins Leben hinaus, reicht vom Individiuum in die Gemeinschaft und von Krankheit in kulturelle Aufgaben. Wenn man dessen eingedenk ist, so wird man auch die Grenze in der Kompetenz der therapeutischen Aufgabe finden. Es ist durchaus nicht das letzte Ziel, jede Neurose, alle neurotischen Erscheinungen und Eigenschaften zu beseitigen. Wenn alles gehemmt und gestört werden sollte, was abwegig ist und aus dem Bereich der Masse und Mitte herausfällt, so ginge wahrlich das Beste mit verloren.

Und nun werden Sie mich fragen: was braucht der Arzt von alledem, was soll er sich davon aneignen und wie soll er das? Gewiß, die methodische Psychotherapie, vor allem jede eigentliche Psychoanalyse setzt außer der Begabung besondere Ausbildung voraus, und insofern ist sie Angelegenheit von Spezialisten. Wie aber jeder Arzt etwas von den Möglichkeiten der Chirurgie wissen muß, so muß er auch eine Vorstellung davon haben, was auf diesem Gebiete geschieht und was da geleistet werden kann, denn er steht vor der Frage, welche Kranke allenfalls dieser spezialistischen Behandlung zuzuweisen sind. Das ist eine überaus verantwortungsvolle Sache. Vor allem die Analyse ist ein erheblicher Eingriff, man muß immer genau prüfen, ob der Arzt und ob der Kranke geeignet ist und ob sie beide für einander passen. Aber andrerseits wäre es doch auch ein großer Fehler, besonders bei schweren Neurosen, die methodische und systematische Psycho-

---

[1] Vgl. die ausgezeichneten Ausführungen über Psychoanalyse von VON HATTINGBERG in: Die psychischen Heilmethoden, herausgegeben von BIRNBAUM. Leipzig 1927.

therapie zu versäumen. Wenn die Medizin diese nun einmal gegebenen Wege *nur* mit Warnungstafeln und Verboten versieht, so werden sie eben ohne ihre Mitwirkung begangen, und das ist für beide Teile bedenklich. Vielleicht wird die Zahl der Ärzte und die Zahl der Kranken, die man auswählt, gar nicht so groß sein; für viele Neurosen, für die leichteren und besonders für die mit organischen Erkrankungen kombinierten wird eine einsichtige, allgemein ärztliche Behandlung nach wie vor die beste sein, ganz abgesehen davon, daß eine regelrechte Analyse eine gewisse Intelligenz beim Kranken voraussetzt und jenseits der vierziger Jahre nicht mehr sehr aussichtsreich ist.

Aber die allgemein-ärztliche Behandlung muß eine einsichtige sein; und damit komme ich zum zweiten Punkte, der mir noch viel wichtiger zu sein scheint: es liegt viel mehr daran, daß der Arzt etwas von den Ergebnissen und Einsichten der modernen Psychotherapie weiß, als daß er ihre Technik erlernt und anwendet. Es ist nun einmal immer so: unsere Einsichten und unser Wissen fließen in unser Handeln ein, geben ihm Fülle und dehnen seine Reichweite, auch ohne daß nun davon die Rede ist, ja ohne daß wir uns dessen immer bewußt sind. Wohl kann des Gedankens Blässe zur Hemmung werden, und man kann es verstehen, daß gerade auf dem Gebiete der Psychotherapie manche unwissende und im Grunde beschränkte Heilkünstler die größten Massenerfolge erzielen, — aber wer überhaupt handeln kann, der wird um so besser handeln, je mehr er weiß.

Und wie kann man dies Wissen gewinnen? Durch Lernen und durch Üben.

Lesen Sie gute psychotherapeutische Bücher, von den älteren etwa die Studien von Bernheim, die von Freud übersetzt sind, oder die Psychoneurosen von Dubois, von den neueren vielleicht das von Schultz und besonders die von Mohr, von Schilder und von Schwarz[1]. Die tiefsten Quellen, besonders die Schriften von Freud selbst, sind nicht leicht zugänglich und müssen mit Verständnis und mit Vorsicht gelesen werden. Sie werden in all diesen Büchern manches Unverständliche finden, manches Fremde und Gesuchte, — halten Sie sich nicht an einzelne Sätze und an einzelne

---

[1] Eine sehr gute Einführung bietet der neue, von Birnbaum herausgegebene Sammelband: Die psychischen Heilmethoden. Leipzig 1927.

Theorien, sondern suchen Sie das Gute im Grunde. Und vor allem lesen Sie die Krankengeschichten in diesen Büchern; ich glaube, davon werden Sie den größten Gewinn haben.

Und dann lesen Sie die große Literatur. Von SYDENHAM wird erzählt, er habe seinen Schülern auf die Frage nach lehrreichen Büchern den DON QUICHOTE empfohlen; heute würde daß heißen, lesen Sie DOSTOJEWSKI. Überall ist das ganz Große gerade gut genug. Wählen Sie selbst, aber denken Sie auch an WILHELM MEISTER und an SHAKESPEARE. Hasten Sie nicht die Bücher durch, lesen Sie beschaulich einzelne Kapitel und Szenen, denken Sie über einzelne Personen und Situationen nach.

Und wenn Sie gelernt und gelesen haben, dann beschäftigen Sie sich eingehend mit einzelnen Kranken. Machen Sie eine gründliche Anamnese und vertiefen Sie diese vorsichtig zu einer analytisch orientierten Aussprache. Daß Sie dabei mit dem größten Zartgefühl und mit größter Zurückhaltung vorgehen müssen, braucht nicht mehr gesagt zu werden. Leiten Sie den Kranken an, daß *er zu Ihnen kommt* und daß er selbst möglichst viel von sich und seinem Leben erzählt. Bei nicht wenigen Kranken, auch bei solchen mit Magengeschwür und Hypertonie und Epilepsie, wird das überaus dankbar sein. Allmählich werden sich Ihre Einblicke vertiefen, Ihr Verständnis für die Nöte und Schwierigkeiten des Lebens wird immer feinfühliger werden, und wie sollte das für den Arzt nicht von größtem Nutzen sein, für ihn wie für seine Kranken?

7.

Ich komme nun zu dem letzten Punkte; ich habe darauf hingewiesen, wie weit Psychotherapie ins alltägliche Leben eingreift. Aber auch von der somatischen Behandlung gilt das: mit Bettruhe und Medizin und Diät ist es nicht getan, vor allem bei allen chronischen Leiden bleibt schließlich die Aufgabe für den Arzt, die *Lebensgestaltung* des Kranken passend einzurichten. Denken Sie an Lungen- und Herzkranke, an Magen- oder Zuckerkranke: zuletzt ist das entscheidend, ob auf die *Dauer* das geschieht, was notwendig und zweckmäßig ist.

Sehr vieles wird versäumt, wenn etwa nur im Krankenhaus oder im Sanatorium eine strenge Behandlung durchgeführt und zu Hause gleich wieder der alte Betrieb fortgesetzt wird. Das ganze Leben soll geregelt werden, nicht nur nach dem Umfange der Behandlung, auch nach der Zeit. Krankenbehandlung muß oft das „ganze Leben“ umfassen, in seinem Querschnitt und in seinem Längsschnitt. Und es ist wirklich oft viel wichtiger, wie der Kranke sein Leben einrichtet, als wie er während einer vorübergehenden schweren Störung behandelt wird.

Im wesentlichen handelt es sich hier um den Ablauf der Alltäglichkeit, vor allem um die Arbeit und um die Unruhe durch Familie und Beruf. Man kann deshalb hier von „*sozialer Therapie*“ sprechen, womit zugleich angedeutet ist, daß hier vor allem die sozialen und wirtschaftlichen Verhältnisse die größte Rolle spielen und daß hier auch die Einrichtungen der sozialen Fürsorge im weitesten Sinne in Betracht gezogen werden müssen. Der Arzt ist dann nicht nur der Berater des Kranken, sondern auch der der Organisationen, die mit der Verpflichtung für den Einzelnen auch die Verantwortung vor der Gesamtheit tragen, daß die zur Verfügung stehenden Mittel möglichst nach Recht und Billigkeit verteilt werden. Nicht nur der Einzelne, der seine Beiträge bezahlt hat, kann fordern, sondern alle; damit entsteht aber für den Einzelnen eine Begrenzung seiner Ansprüche und die Pflicht, die ihm verbliebenen Kräfte möglichst auszunutzen.

Die Vorzüge und Nachteile unserer sozialen Gesetzgebung sind in vielen Auseinandersetzungen ausführlich behandelt worden. Wirtschaftliche und politische Motive spielen eine große Rolle. Ich möchte in diesen Streit nicht eingreifen, nur das muß gesagt werden, daß rein vom ärztlichen Standpunkte aus ernste Bedenken gegen die heutige Regelung nicht unterdrückt werden können. Soziale Fürsorge für die Schwachen und Bedrückten ist notwendig, aber sie darf den Arbeitswillen und das Gefühl der Verpflichtung nicht lähmen. Manches würde wohl besser, wenn weniger schematisch Schäden entschädigt würden und mit größerer Beweglichkeit die soziale Gesundung der Betroffenen das entscheidende Ziel für die notwendigen Hilfeleistungen wäre. Also praktisch z. B. mehr Beschaffung geeigneter Arbeitsmöglichkeit als Rente.

Aber ich kann auf diese Dinge nicht eingehen, es liegt mir nur daran, Sie darauf hinzuweisen, daß der Arzt hier nicht nur die Pflicht hat, für den einzelnen Kranken zu sorgen, sondern auch die, die Notwendigkeiten der sozialen Gemeinschaft zu berücksichtigen.

Nachwort.

In einem kurzen Überblicke habe ich verschiedene Methoden, die bei der Krankenbehandlung wichtig sind, erörtert; nicht alles konnte ich anführen, und ich möchte ausdrücklich betonen, daß ich nicht, was unerwähnt blieb, deshalb für unwichtig halte. Ich wollte ja nur an ein paar Beispielen das Prinzipielle zeigen — aus den Überlegungen sollte sich eine bestimmte Richtung und Einstellung ergeben. Zuletzt muß aber vor allem das noch gesagt werden: das Verschiedene, von dem ich sprach, darf nicht vielerlei bleiben, sondern muß erarbeitet und verarbeitet werden, so daß es in der Krankenbehandlung immer wieder zu einem Ganzen wird, Denn schließlich kommt es darauf an, wie der Arzt sein Rüstzeug benutzt, was er aus seiner Medizin macht.

Die Medizin, die aus der ärztlichen Arbeit entstanden ist, soll von dieser immer wieder Anregung und Kritik erfahren. Man soll die Türen weit aufmachen für frische Luft. Von der ärztlichen Aufgabe her sollen sich die wissenschaftlichen Begriffe erweitern und vertiefen. Der Arzt erlebt es ja täglich — wenn er wirklich Arzt ist und aufmerkt —, daß der Mensch nicht nur ein Konglomerat von Zellen und Organen ist und nicht nur ein „kolloidales System" — er ist das, und es ist wichtig das zu wissen —, aber er ist noch etwas ganz anderes, und es ist noch wichtiger, daß das nicht übersehen wird.

Der Arzt steht vor Fragen und Problemen, für die ihm Naturwissenschaft, so wie wir sie heute verstehen, eine Antwort nicht gibt. Aber auch diese Fragen und Probleme sollen mit Ernst und Kritik und Sachkenntnis bearbeitet werden, darauf hat Krehl neulich mit Nachdruck hingewiesen; er warnte davor, Phantasie und Redensarten für Wissenschaft zu nehmen und darauf eine haltlose „Heilkunst" aufzubauen.

Es ist sicher zuzugeben, daß manches versäumt wurde, auch daß Mißgriffe vorkamen, aber sollen wir uns deshalb von der Medizin abwenden? — Wir können das gar nicht.

Wenn man meint, Wissen durch Intuition ersetzen zu können, so ist das ein verhängnisvoller Irrtum. Intuition wird nur dann ersprießlich, wenn ihr Kenntnisse und Erfahrungen zugrunde liegen.

Streng wissenschaftliche Schulung ist aber für den Arzt auch deshalb so notwendig, weil er nur durch sie richtige Kritik lernen kann. Erfolge wie Mißerfolge am Krankenbette sind ein gefährliches Maß für das eigene Können. Nur der kann Erfahrungen sammeln und richtig verwerten, der die Reichweite seiner Eingriffe wirklich kennt und der weiß, wie die Vorgänge im Organismus zusammenhängen, wie Krankheiten ablaufen und wie die Menschen im Leben stehen.

Gewiß erschweren es heute die vielerlei Methoden und Techniken, den berühmten „ärztlichen Blick“ zu entwickeln; wir können die Methoden und Techniken nicht entbehren, aber wir dürfen nicht glauben, es sei mit diesen Dingen getan. Wir müssen auf das Einzelne und auch auf das Ganze sehen lernen.

Wie die Diagnose einer Krankheit nur der erste Schritt zur Krankenbeurteilung ist, so kann die Heilkunde, die Lehre einer Therapie nur den Boden bereiten, für die Krankenbehandlung im weiteren und tieferen Sinne. Gewiß, Arzt-sein ist schließlich Sache der Begabung; aber Arzt-werden ist weitgehend auch Sache des Fleißes: man muß lernen, was not tut, — und man muß Kranke sehen und sich eingehend um sie bemühen. Wer überhaupt die Gabe des Arztes hat, der wird ein um so besserer Arzt sein, je mehr er lernt und weiß.

Ⓑ **Die unmittelbare Krankenuntersuchung.** Ärztliches Sehen, Hören und Fühlen. Von **Paul Martini,** a. o. Professor an der Universität München. Mit 35 Abbildungen im Text. VIII, 246 Seiten. 1927. Gebunden RM 8.70

Ⓦ **Medizinisches Seminar.** Herausgegeben vom Wissenschaftlichen Ausschusse des Wiener medizinischen Doktorenkollegiums. IV, 504 Seiten. 1926. Gebunden RM 13.50
Für Abonnenten der „Wiener klinischen Wochenschrift“ und der „Mitteilungen des Volksgesundheitsamtes“ ermäßigt sich der Bezugspreis um 10%.

Leitfaden der medizinisch-klinischen Propädeutik. Von Dr. **F. Külbs,** Professor an der Universität Köln. Dritte, erweiterte Auflage. Mit 87 Textabbildungen. X, 178 Seiten. 1922. RM 3.50

Pathologisch-physiologische Propädeutik. Eine Einführung in die pathologische Physiologie für Studierende und Ärzte. Von **Max Bürger,** a. o. Professor der Inneren Medizin und Oberarzt an der Medizinischen Universitätsklinik Kiel. Mit einem Geleitwort von Alfred Schittenhelm, Direktor der Medizinischen Universitätsklinik Kiel. Mit 27 Abbildungen. VIII, 342 Seiten. 1924. RM 12.—; gebunden RM 13.—

Grundriß der klinischen Diagnostik. Von Professor Dr. **Georg Klemperer,** Direktor der IV. Medizinischen Universitätsklinik, Ärztlicher Direktor des Städtischen Krankenhauses Moabit in Berlin. Vierundzwanzigste, neubearbeitete Auflage. Mit 124 zum Teil farbigen Abbildungen. VIII, 334 Seiten. 1927. Gebunden RM 15.—

Lehrbuch der Differentialdiagnose innerer Krankheiten. Von Professor Dr. **M. Matthes,** Geheimem Medizinalrat, Direktor der Medizinischen Universitätsklinik in Königsberg i. Pr. Fünfte Auflage. Mit 120 Textabbildungen. Etwa 800 Seiten. Erscheint im November 1927

Grundriß der inneren Medizin. Von Dr. **A. v. Domarus,** Direktor der Inneren Abteilung des Auguste Viktoria-Krankenhauses Berlin-Weißensee. Zweite, verbesserte Auflage. Mit 58 zum Teil farbigen Abbildungen. XV, 650 Seiten. 1926. Gebunden RM 18.—

Ⓦ **Taschenbuch der pathologisch-histologischen Untersuchungsmethoden.** Von Dr. **H. Beitzke,** o. ö. Professor der pathologischen Anatomie an der Universität Graz. Zweite, neubearbeitete und vermehrte Auflage. Mit einer Textabbildung. 82 Seiten. 1924. RM 2.—

Ⓦ **Pathologisch-anatomische Sektionsmethode.** Nach den Grundsätzen des pathologischen Institutes der Prager deutschen Universität. Herausgegeben von Dr. **Bela Halpert.** Mit einem Geleitwort von Prof. Dr. **A. Ghon,** Vorstand des Institutes, Prag. 56 Seiten. 1924. RM 2.—

Die mit Ⓦ bezeichneten Werke sind im Verlag von Julius Springer in Wien, das mit Ⓑ bezeichnete Werk ist im Verlag von J. F. Bergmann in München erschienen.

Die Ausbildung des Mediziners. Eine vergleichende Untersuchung von **Abraham Flexner,** New York. Ins Deutsche übertragen von **Walther Fischer,** Rostock. VI, 285 Seiten. 1927. RM 9.—

Die ersten 25 Jahre der Deutschen Gesellschaft für Chirurgie. Ein Beitrag zur Geschichte der Chirurgie. Von **Friedrich Trendelenburg.** Mit 3 Bildnissen. VIII, 467 Seiten. 1923. Gebunden RM 12.—

Aus heiteren Jugendtagen. Von **Friedrich Trendelenburg.** Mit 2 Bildnissen. 296 Seiten. 1924. Gebunden RM 9.60

Erinnerungen an Heinrich Curschmann. Von **Fritz Curschmann, Hans Curschmann, Carl Hirsch, Felix Wolff.** Mit 6 Tafeln. IV, 88 Seiten. 1926. Gebunden RM 4.50

Leben und Arbeit. Gedanken und Erfahrungen über Schaffen in der Medizin. Von **W. A. Freund.** Mit 10 Abbildungen und dem Bildnis des Verfassers. XII, 170 Seiten. 1913. Neudruck 1914. RM 5.—

Ärzte-Briefe aus vier Jahrhunderten. Von Dr. med. **Erich Ebstein.** Mit Bildern und Schriftproben. XII, 204 Seiten. 1920. RM 5.30; gebunden RM 7.—

Ärzte-Memoiren aus vier Jahrhunderten. Herausgegeben von Dr. med. **Erich Ebstein.** Mit 24 Bildnissen und Bibliographie. XIV, 406 Seiten. 1923. Gebunden RM 10.—

Deutsche Ärzte-Reden aus dem 19. Jahrhundert. Herausgegeben von Dr. med. **Erich Ebstein.** Mit 12 Bildnissen und Bibliographie. XX, 220 Seiten. 1926. Gebunden RM 9.—

Ⓑ **Erinnerungen, Gedanken und Meinungen.** Von Dr. **B. Naunyn,** Emer. Professor der inneren Klinik der Universität Straßburg. Mit 1 Heliogravüre und 1 Lichtdrucktafel. VI, 572 Seiten. 1925. Gebunden RM 18.—

Hippokrates. Eine Auslese seiner Gedanken über den gesunden und kranken Menschen und über die Heilkunst. Sinngemäß verdeutscht und gemeinverständlich erläutert. Von Dr. med. et phil. **Arnold Sack.** Mit einem Bildnis. VI, 87 Seiten. 1927. RM 3.60; gebunden RM 4.50

Das mit Ⓑ bezeichnete Werk ist im Verlag von J. F. Bergmann in München erschienen.